E. Bucka-Lassen

Das schwere Gespräch

Einschneidende Diagnosen menschlich vermitteln

Mit 13 Abbildungen und 13 Tabellen

Deutscher Ärzte-Verlag Köln

Edlef Bucka-Lassen
Sønderbygade 5, Hjerpsted
6280 Højer
Dänemark
www.bucka.dk
bul@bucka.dk

ISBN: 3-7691-0501-X

aerzteverlag.de

Bibliografische Information Der Deutschen Bibliothek
Die Deutsche Bibliothek verzeichnet diese Publikation in der Deutschen Nationalbibliografie; detaillierte bibliografische Daten sind im Internet über http://dnb.ddb.de abrufbar.

Copyright © 2005 by
Deutscher Ärzte-Verlag GmbH
Dieselstraße 2, 50859 Köln

Umschlagkonzeption: Hans Peter Willberg und Ursula Steinhoff
Titelbild: Edlef Bucka-Lassen
Satz: Deutscher Ärzte-Verlag GmbH, 50859 Köln
Druck/Bindung: Warlich-Druck,
53340 Meckenheim

5 4 3 2 1 0 / 614

Vom gleichen Autor
Praksis Management,
    Ciba, København, 1996
Image – stærkere end alle ord,
    Bogan, Lynge, 1997
Botschaften und Signale,
    Bul-Ware, Højer, 2001
Den svære samtale,
    Bul-Ware, Højer, 2002

„Es gibt eben zweierlei Mitleid. Das eine, das schwachmütige und sentimentale, das eigentlich nur Ungeduld des Herzens ist, sich möglichst schnell freizumachen von der peinlichen Ergriffenheit vor einem fremden Unglück, jenes Mitleid, das gar nicht Mitleiden ist, sondern nur instinktive Abwehr des fremden Leidens von der eigenen Seele. Und das andere, das einzig zählt – das unsentimentale, aber schöpferische Mitleid, das weiß, was es will, und entschlossen ist, geduldig und mitduldend alles durchzustehen bis zum Letzten seiner Kraft und noch über dies Letzte hinaus."

Stefan Zweig: „Ungeduld des Herzens", 1938

Inhalt

Einleitung

Zunächst soll klargestellt werden, was in diesem Buch unter dem Begriff „Das schwere Gespräch" verstanden werden soll – und zwar gleich zweimal:

Im engeren Sinne: *Das Gespräch, in dem ich als Arzt bewusst einer Patientin oder einem Patienten die Botschaft vermittle, dass sie oder er an einer existenziellen, unheilbaren Krankheit mit einer (möglichen) fatalen und/oder infausten Prognose leidet.*

Im weiteren Sinne: *Ein Gespräch, in dem eine bewusste Auseinandersetzung mit der existenziellen, unheilbaren Krankheit des einen Gesprächspartners stattfindet.*

Es ist schon ein Dilemma: Beschreiben – und damit auch hier und dort ungebeten anraten –, wie einschneidende Diagnosen verständlich und menschlich vermittelt werden können, wenn einer der Eckpfeiler einer solchen Übermittlung ist: *Nicht* ungebeten Ratschläge zu geben.

Kein „muss" sondern „kann" … und „will"

Dieses Buch *will keine* Anweisungen geben, wie Schweres gesagt werden *muss*, auch nicht, wie es gesagt werden *soll*, sondern eher Leitlinien vorstellen, wie es gesagt werden *kann*. Was dieses Buch will, ist nichts weniger als ein sowohl wissenschaftliches wie auch menschliches Fundament zu geben, auf dem der Leser *seine eigenen* Entscheidungen kompetent treffen kann: Wie *will ich* es tun – und/oder wie *will ich es nicht* tun. Es soll kein Lehrbuch sein, keine Bedienungsanleitung, auch kein Drehbuch. Ob man solche Schriften überhaupt verfassen kann? Ich zweifle daran, denn dazu sind sowohl der Inhalt dieser Gespräche wie auch die Persönlichkeiten der Teilnehmer zu verschieden: sowohl die Kompetenz des Überbringers einer schweren Botschaft wie die Fähigkeiten des Empfängers, die Botschaft zu verstehen, und die Kraft, sie zu verarbeiten.

Bewusst werden

Was diese Seiten wollen: Bei der Leserin oder dem Leser eigene Gedanken hervorrufen, um sich der Materie *bewusst* zu werden. Gedanken, die demjenigen, der seine Sache heute gut macht, eine größere Sicherheit, fast möchte ich sagen: Geborgenheit, geben. Seine Sache? – Nein, die gemeinsame Sache, gemeinsam mit dem Patienten.

Mut geben zum Andersmachen

Demjenigen, der erlebt, dass er nur all zu oft nicht schafft, dem Patienten die Wege und Pfade zu zeigen, die er zeigen möchte, soll das Buch Mut geben, die Dinge anders zu machen. Es soll zeigen, dass es Alternativen und andere Wege zu den bekannten und eingefahrenen gibt.

Weiterzumachen wie bisher erspart einem zwar die Mühe der Veränderung – führt aber auch zu den gleichen mangelhaften Ergebnissen wie bisher.

Trotz aller Individualität des einzelnen Gesprächs gibt es Grundzüge, die sich wie ein roter Faden durch jede Kommunikation, jedes Gespräch ziehen und die entweder direkt oder in modifizierter Form auch für das schwere Gespräch gelten. Ich habe versucht, einige dieser Züge zu beschreiben, wohl wissend, dass es Fragmente bleiben, die jeder Leser für sich zu *seiner eigenen* Ganzheit zusammenfügen muss. Eine Ganzheit, von der die *eigenen* Qualitäten vielleicht nicht nur ein, sondern *der entscheidende* Teil sind.

Varianten

In meiner medizinischen Laufbahn habe ich viele Arten der Handhabung schwerer Gespräche erlebt: Ich habe erlebt, wie einer Patientin in einem 6-Bett-Zimmer während der Visite die Mitteilung eines metastasierenden Karzinoms gegeben wurde. Ich habe erlebt, wie Patienten aufs Badezimmer der Abteilung gefahren wurden und dort den Bescheid bekamen. Ich habe erlebt, dass eine Krankenpflegerin auf einem Stuhl neben dem Krankenbett saß, die rechte Hand der Patientin in ihren Händen – und so, ohne ein Wort zu sprechen, das auszudrücken vermochte, was zu sagen uns allen der Mut fehlte. Und vor allem habe ich in jungen Jahren erlebt, wie meine eigene Mutter ihrer Mutter die schwere Botschaft vermittelte; ich habe erlebt, wie friedlich, ernst, ehrlich – wie gut die schwere Wahrheit vermittelt werden kann.

Individualität

Die individuellen Fähigkeiten, sowohl auf der Seite des Senders wie auf der Seite des Empfängers, spielen eine große Rolle, wo es um existenzielle Botschaften geht. Wo ich persönliche

Kommunikationsbeispiele angeführt habe, sollen diese nicht als Beispiele einer „guten Frage" oder einer „guten Antwort" verstanden werden, sondern als Beispiele dafür, wie *ich* kommuniziere, was mit *meinen* Fähigkeiten und Eigenschaften zusammenhängt. Sie, liebe Leserin, und Sie, lieber Leser, haben *diese* nicht, aber jede/jeder von Ihnen hat *ihre*, hat *seine ureigenen Fähigkeiten, Eigenschaften und Ressourcen*; Qualitäten, die ich nicht habe, von denen ich vielleicht nur träume.

Große kommunikative Qualitäten sind nur wenigen in die Wiege gelegt – aber sie können *entwickelt* werden. Zwei Dinge sind dazu notwendig: Man muss sich der eigenen Mängel und Stärken *bewusst* und zugleich bereit sein, den *Preis zu zahlen*, der mit jeglicher Änderung (insbesondere jeder Änderung des eigenen Verhaltens) verbunden ist. Zu diesem Preis gehört nicht nur die anfängliche Unsicherheit des Erfolgs, sondern auch Ausdauer und Beharrlichkeit, wenn Rückschläge den Blick auf das Ziel trüben oder gar versperren. Rückschläge wird es immer geben; *erkannte* Rückschläge sind (hier wie auch in anderen Zusammenhängen), wenngleich schmerzvoll, lehrreiche und notwendige Schritte auf dem Weg zum gesetzten Ziel.

Lernen –
... und der Preis

Die Struktur des Buches

Das Buch gliedert sich in drei Teile:

1) Elementare Kommunikation
2) Das Gespräch
3) Das schwere Gespräch

Der erste Teil enthält, wie es die Überschrift ausdrückt, grundlegende Informationen zum Thema Kommunikation. Theoretische und analytische Betrachtungen werden systematisiert, und ihre praktische Bedeutung wird dem aktuellen Kontext zugeordnet. Für manchen Leser werden bekannte Informationen dabei sein, die überflogen oder gar übersprungen werden können. Das fundamentale *Kommunikationsmodell* (s. Abb. 2, S. 8) sollte jedoch durchgehend dem Leser kristallklar vor Augen stehen. Es ist Kern jeder Kommunikation schlechthin.

Erster Teil

Zweiter Teil   Der zweite Teil trägt die Überschrift „Das Gespräch". Damit ist das alltägliche Gespräch gemeint, das Gespräch von Mensch zu Mensch, zwischen Ihnen und mir, zwischen Ihnen und Ihrem Partner, Ihren Kindern – oder zwischen Ihnen und Ihrem Patienten. Das allgemeine Gespräch wird hier unter kommunikativen Aspekten betrachtet, und generelle Eigenarten, gängige Charakteristiken und Regeln werden in den Fokus gerückt.

Dritter Teil   Im letzten Teil geht es um das zentrale Thema: Das schwere Gespräch.

Worte können in verschiedenen Zusammenhängen gebraucht werden, und ihre Bedeutung kann manchmal von Region zu Region wechseln. Nichtsdestotrotz ist es oft wichtig, sich *ganz* klar zu machen, was man bei diesem und jenem Wort oder Begriff meint. Deshalb – und um Missverständnisse zu verhindern – *definiere* ich häufig, was *im Kontext* dieses Buches unter diesem oder jenem Wort und/oder Begriff zu verstehen ist.

An wen ist dieses Buch gerichtet?

Vor einigen Jahren traf ich bei einem 3-Tages-Seminar, bei dem es sich um Präsentationstechnik handelte, einen Politiker, der als begnadeter Referent bekannt war. Auf meine Frage, was *er* sich von diesem Seminar verspreche, antwortete er: „Neue Impulse. Diejenigen, die zu solchen Seminaren kommen, sind meistens die, die es am wenigsten nötig hätten."

Zielgruppe   Als ich vor gut zwei Jahren dieses Buch auf Dänisch schrieb, glaubte ich, es würde das Gleiche sein: Die Leser würden diejenigen Kollegen sein, die für das Thema sensibel sind, sich damit schon innerlich auseinander gesetzt haben und sich der Hilflosigkeit, die einen so manches Mal vor, während und nach einem schweren Gespräch bedrückt, bewusst sind.

Ich habe nur teilweise Recht bekommen. In Seminaren und Referaten habe ich seither immer wieder erlebt, wie offen und interessiert nicht nur (vor allem junge) Kollegen, sondern auch Krankenschwestern, Krankenpfleger und -pflegerinnen, Physiotherapeuten, Laborpersonal und auch Sekretärinnen (die größtenteils keinen direkten Patientenkontakt haben) an das Thema herangegangen sind. Und von Zeit zu Zeit meldet sich auch jemand, der einen unheilbar kranken Mann, Vater oder Nachbarn hat, und der in diesem Buch Dinge gelesen hat, die er in die Tat umsetzen konnte und die ihm in den Gesprächen mit dem Betroffenen geholfen haben.

Authentizität

Eben diese Erfahrung macht Hoffnung – und hat mich dazu bewogen, dieses Buch auch auf Deutsch zu schreiben. Hierbei ergibt sich die Frage, was wichtiger ist: Authentizität oder Wirkung, und zwar in folgendem Zusammenhang: In der dänischen Sprache gibt es zwar ein „Du" und ein „Sie" (im Gegensatz zum Englischen, wo es nur ein „you" gibt), im Alltag wird das „Sie" aber kaum gebraucht. Auch mit der großen Mehrzahl der Patienten sind wir als Ärzte per Du. Im deutschen Sprachraum ist das gänzlich anders, und die gegenseitige Du-Anrede im Gespräch zwischen Arzt und Patient würde auf den Leser einen eher befremdenden Eindruck machen, der das Inhaltliche stellenweise in den Hintergrund drängen könnte. Aus diesem Grund habe ich die Anredeformen in der Mehrzahl der Fallbeispiele in die für den deutschsprachigen Raum gängige Sie-Form „übersetzt".

Sprachen und Übersetzungen

Einige der Quellen stammen aus dem angelsächsischen Bereich, andere aus dem skandinavischen. Bei den Letzteren nehme ich nicht an, dass sie, lieber Leser, diese verstehen, und deswegen liefere ich entweder die direkte Übersetzung oder sowohl Originaltext wie Übersetzung. Bei den englischen Texten habe ich trotz Bedenken eine uneinheitliche Art gewählt: Zum Teil sind die Zitate so einfach, dass eine Übersetzung fast einer Beleidigung gleichkommen würde. Es gibt aber auch solche, die schon eine größere Kenntnis der englischen Sprache erfordern, um verstanden zu werden – ich habe für die respektiven Passagen die Form der Wiedergabe gewählt, die ich am zweckmäßigsten ansah. Wo ich mich geirrt habe, möge der Leser mir verzeihen.

Femininum …

Es gibt den Patienten und die Patientin und ebenso Ärzte und Ärztinnen. Wenn in diesem Buch weitgehend auf die Feminin-Endungen „-in" und „-innen" verzichtet wird, dann nur, weil eine konsequente orthografisch korrekte Umsetzung dieser Schreibweise zu Satzungeheuern, größerer Seitenzahl und schlechterer Lesbarkeit führen würde, ohne dabei ein Mehr an Wissen zu liefern.

Das Buch ist keine Übersetzung des dänischen Textes. Etliches ist ähnlich, zum Teil sehr ähnlich: die Struktur, die grundlegenden Kommunikations- und Gesprächsmerkmale, so manche Teile des schweren Gesprächs an sich. Und dennoch: In der Zeit, die seit Erscheinen des dänischen Buches verstrichen ist, sind neue Studien durchgeführt, neue Erfahrungen gesammelt, neue Erkenntnisse erkannt – und neue Gedanken gedacht worden. Sie sollen in diese Seiten mit einfließen.

Hjerpsted, im Frühling 2005

Grundlagen der Kommunikation

„Mache die Dinge so einfach wie möglich – aber nicht einfacher"
(Albert Einstein)

Die Botschaft

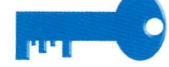

- Informieren ist nicht gleich Kommunizieren.
- Eine Information soll informieren, sonst ist sie keine.
- Botschaften werden in Signale transformiert.
- Signale müssen gedeutet werden.
- Rauschen kann das Verstehen beeinträchtigen.
- Signale werden so verstanden, wie sie gedeutet werden.
- Das Rüstzeug zur Deutung sind die Paradigmen.

Kommunikation ist ein im Laufe der letzten Jahrzehnte strapaziertes Wort: Telekommunikation, Datenkommunikation, Breitbandkommunikation, analoge Kommunikation, digitale Kommunikation – es werden immer mehr Begriffe dazukommen. Die wenigsten haben etwas mit der direkten Vermittlung von Botschaften von Mensch zu Mensch zu tun, und etliche haben zum lateinischen Ursprung des Wortes, *communicare,* nur eine sehr eingeschränkte Beziehung.

Bedeutung   *Communicare: In Verbindung stehen, teilen, etwas gemeinsam haben oder sein.*

Der *Zweck* der Kommunikation ist die zwischenmenschliche *Verständigung:* das gegenseitige Verstandenwerden und Verstehen – und zwar für die Mehrzahl der Menschen in dieser Reihenfolge. Kommunizieren ist ein komplexer, dynamischer Prozess, dessen Kern im wechselseitigen Senden und Empfangen – man könnte auch sagen: Geben und Nehmen – besteht. Er bewegt sich in einem System, in dem sowohl das Thema wie die Eigenschaften der Teilnehmer von Bedeutung sind: Intelligenz, Charakter, Integrität, Authentizität, sozialer, mentaler und emotionaler Status. Das ganze Verstehen und Verstandenwerden ist so verknüpft und verzahnt, dass eine Einwirkung auf eines der Elemente die Kommunikation als Ganzes beeinflusst.

Information und Kommunikation

Information und Kommunikation haben miteinander zu tun, sind aber nicht identisch.

Gemeinsam für beide ist *eine Botschaft, die vermittelt werden soll.* Der Unterschied liegt in der *Art* der Vermittlung.

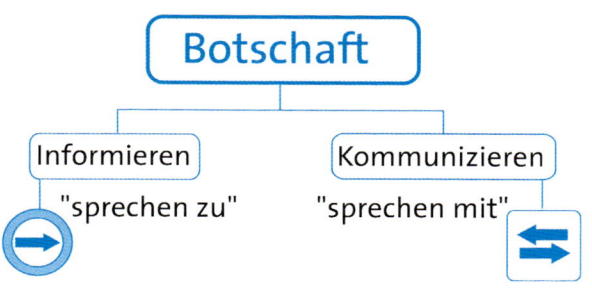

Die Botschaft ist das Grundelement jedes Informationstransfers. Botschaft ist ein sehr dehnbarer Begriff. Es kann sich um Fakten handeln, die sich exzellent mit Worten beschreiben lassen: Länge 60 cm, Höhe 30 cm, Tiefe 45 cm. Es können aber auch Gefühle sein, die sich sprachlich nur mangelhaft ausdrücken lassen, ungeachtet dessen, wie viel Mühe man sich macht.

Informieren ist ein *eingleisiger Prozess*.

Wenn ich informiere, spreche ich *zu* oder schreibe ich *an* jemanden. Es reicht mit *einem* Mund, *einem* Kugelschreiber oder *einer* Tastatur.

Eine *Information* soll Wissen vergrößern oder eine auf Zweifel beruhende Unsicherheit vermindern, sonst ist es keine Information. Um eine Sammlung verbaler und/oder nonverbaler Signale als Information zu deklarieren, müssen diese klären, Licht in die Dunkelheit bringen. Tun sie das nicht, sind sie überflüssig oder gar ein verwirrendes Rauschen, das eher stört denn klärt.

Sinn: Wissen vergrößern

Um verstanden zu werden, muss eine Information *eindeutig* sein, besonders wenn sie schriftlich ist. Das gilt für Anleitungen zum Zusammenbau eines Bücherregals, eines Grills und anderer Dinge, die man als Einzelteile im Karton kauft, und es gilt in der medizinischen Welt:

Bedingung: Eindeutigkeit

„Ich habe jetzt mit Dr. Christiane Jensen über den Patienten gesprochen. Sie hat sich die Bakterienflora angeschaut und soll empfohlen haben, selbst kann sie es jedoch nicht erinnern, es muss also ihre Kollegin gewesen sein, dass wir erst einmal versuchen, ihr Ciprofloxacin in passender Dosierung zu geben, und das wird vermutlich 250 mg x 2 sein, soll aber im Medizinverzeichnis kontrolliert werden,

„Du mir versteht?"

und wenn das sich als effektiv erweist und sie einen reinen Urin kriegt, ist es gut, und wenn es sich zeigt, dass es nicht genug ist, es soll als Tabletten gegeben werden, dann findet Christiane Jensen, wir sollen entweder mit Fortum und Gentamycin gleichzeitig oder mit Evacin und Gentamycin gleichzeitig. Fortum ist Ceftazidim und Evacin ist der Handelsname für Piperacillin."

... aus dem Brief eines hochrangigen Kollegen, 2002

Kommunizieren dagegen ist ein *zweigleisiger Prozess*. Er beinhaltet nicht nur die *Vermittlung* einer Botschaft, es gibt auch ein *Feedback*.

Kommunikation ist *gegenseitiger Austausch* von Botschaften.

Wenn ich kommuniziere, rede ich *mit* jemandem.

Zur Kommunikation gehören (mindestens) zwei Munde und zwei Paar Ohren.

Kommunizieren ohne Informieren geht nicht – das Umgekehrte lässt sich ohne weiteres praktizieren.

Der Empfang bestimmt die Qualität

Gedanken, Gefühle und Ideen formen sich im Gehirn des Senders zur *Botschaft*. Die Botschaft ihrerseits muss, um gesendet und von anderen empfangen zu werden, in verbale und nonverbale *Signale* transformiert werden. Ist die Botschaft, die dem Empfänger vermittelt wird, mit derjenigen des Senders identisch, ist die Information geglückt. Unterscheidet sich die empfangene Botschaft dagegen von der intendierten, ist sie missglückt. Ob das eine oder das andere der Fall ist, entscheidet der *Empfänger*.

Informieren oder kommunizieren?

Ob man informieren oder kommunizieren will, ist in manchen Fällen von untergeordneter Bedeutung, in anderen Fällen ergibt es sich von selbst. Aber es gibt Situationen, in denen es sich lohnt zu überlegen, ob man informieren *oder* kommunizieren will:

◢ Wenn die Botschaften wiederholt anders verstanden werden, als sie gemeint sind.

◢ Wenn ein Gespräch beginnt, inhaltlich und/oder im Ton zu entgleisen.

Sinnvoll: situationsbedingte Entscheidung

Anzuführen ist noch, dass *per se keine endgültige Bestimmung* in den Worten Information und Kommunikation liegt. Die *Situation* entscheidet, was sinnvoller ist: Handelt es sich um die Einrichtung eines Hauses, ist eine Kommunikation mit den Bewohnern erforderlich. Wünsche ich mir andererseits lediglich ein weich gekochtes Ei, reicht die Information: „4½ Minuten".

Elemente der Kommunikation

Botschaft

Sachverhalt: Ein *Sender* hat eine *Botschaft*, die er einem *Empfänger* vermitteln will.

Methode: Die Botschaft wird in *Signale* transformiert, die:

Des Pudels Kern

◢ weitergegeben werden können (d.h., sie sind optisch, auditiv, kinästhetisch oder elektronisch transmittierbar)

◢ vom Empfänger (zumindest) verstanden werden (können) (D.h., es gibt einen gemeinsamen Referenzrahmen, in dem die Bedeutung der Signale gleich ist für Sender und Empfänger. So manche Worte sind allerdings mit einer Bedeutung vorab versehen, und davon unterscheidet sich ihre innere Bedeutung.)

Signale

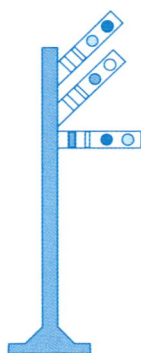

Man sendet keine Botschaften – man sendet Signale. Signale *beinhalten* eine Botschaft, die ich deuten kann, sofern ich die Signalsprache beherrsche ... wie ein Zugführer bei der Deutschen Bahn.

Alles, was zur Übertragung oder Modifizierung einer Botschaft beiträgt, ist ein Signal.

Signale können in drei Gruppen gegliedert werden, je nach ihrem „Ursprungsorgan":

Gruppe	Signal	Wirkung
Verbale Signale	Worte	7%
Vokale Signale (Verbal-Verhalten)	Stimme, Lautstärke, Tonfall, Pausen, Sprechgeschwindigkeit etc.	38%
Nonverbale Signale	Körperhaltung, Handbewegungen, Mimik, Blick, Gesten, Grundstimmung und – in einer Klasse für sich und oft vergessen: Verhalten!	55%

Tab. 1:
Signal-
Klassifizierung

Kongruenz   Viele der nonverbalen Signale (Körperhaltung, Gestik, Mimik) sind ein so integrierter Teil unserer Kommunikation, dass wir sie ganz automatisch ausführen, selbst wenn sie offensichtlich für das Verständnis überflüssig sind: Gestikulieren und wechselnde Mimik helfen einem Gesprächspartner am anderen Ende der Telefonleitung kaum zu besserem Verstehen, werden aber nichtsdestotrotz eifrig ausgeführt. Gerade weil es fast unmöglich ist, nonverbale Signale auszuschalten, ist ihre Wirkung so groß – weit größer als die der Worte. Was wir nonverbal ausdrücken, stellt also, wenn es nicht *kongruent* ist, d.h. wenn es nicht mit den Worten im Einklang steht, die Glaubwürdigkeit der Aussage nicht nur in Frage – es macht sie schlichtweg unglaubhaft.

Verhaltensforscher haben Methoden entwickelt, mit denen sich die Wirkung der Signale quantifizieren und damit relativieren lässt. Albert Mehrabian von der University of California, Los Angeles, fand dabei die in der Tabelle 1 angeführten Wirkungen, die in der direkten Kommunikation, wo die Teilnehmer persönlich zugegen sind, gelten [Mehrabian URL 1].

Der Ton macht   Bei Telefongesprächen verschwinden Mimik und andere
die Musik   nonverbale Signale, dementsprechend nimmt die Bedeutung der vokalen Signale zu. Lässt man die prozentualen Werte ins Bewusstsein dringen, begreift man die Wahrheit der Worte: „Im richtigen Ton kann alles gesagt werden – im falschen Ton nichts". Es ist das *Verbalverhalten*, und *nicht die Botschaft*, das entscheidet, wie der Person am anderen Ende der Leitung zu Mute ist, wenn der Hörer wieder auf der Gabel liegt bzw. das Handy wieder in der Tasche steckt.

Worte   Und dennoch: Worte können mächtig sein. Ungeachtet ihres Wahrheitsgehaltes können sie unermesslich gut tun – und sie können verletzen und auf Jahre hinaus weh tun. Sie können der Grundstein für wertvolle Beziehungen sein, und sie können dieselben zerstören. Man sollte sich schon seine Worte überlegen!

> *„Das Wort aus deinem Mund und der Stein aus deiner Hand kehren nie wieder zurück."*
>
> *(Dänisches Sprichwort)*

Analoges gilt für Wortwahl, Wortstellung, Abschnitte, Kommas, Punkte, Semikolons – und Gedankenstriche – in geschriebenen Texten. Dazu zählen Briefe und heutzutage vor allem E-Mails. Letztere sind schnell geschrieben, schnell losgeschickt, und was einmal durchs Netz gegangen ist, kann *nie wieder zurückgenommen* werden. Bei einem Brief vergeht immerhin noch eine Weile, ehe er im Kasten liegt – eine Zeit, die genutzt werden kann zum Überlegen, zum Berichtigen, bis hin zum Nichtsenden. E-Mails sind schnell verschickt, *zu schnell*. In kritischen (oder auch nur andeutungsweise drohend kritischen) Situationen ist es nicht klug, sich auf E-Mails zu stützen, vor allem dann nicht, wenn es um wertvolle Beziehungen geht. Ein Telefongespräch im richtigen Ton oder ein guter Brief leisten ganz andere Dienste.

Auch unter den nonverbalen Signalen gibt es eine Glaubwürdigkeitsskala, die mit der Möglichkeit der willensgesteuerten Unterdrückung der Zeichen zusammenhängt. Je mehr wir uns einer Geste bewusst sind, umso leichter lässt sie sich unterdrücken und umso niedriger wird ihr Signalwert [Morris 1977, S. 112].

Nonverbaler Signaltyp	Beispiel	Glaubwürdigkeit
Autonome Signale	Erröten, Erblassen, Schwitzen	
Fuß- und Beinsignale	Rastloses Ändern der Bein- oder Fußpositionen, Zusammenkneifen der Beine, rhythmisches Wippen der Füße	
Körpersignale	Zusammensinken (Langeweile), Aufrichten, Sich-nach-vorne-Beugen (Interesse und Aufmerksamkeit)	
Unidentifizierte Gesten	Unbestimmte Handbewegungen	
Identifizierte Handsignale	V-Zeichen (gespreizter Zeige- und Mittelfinger)	
Gesichtssignale (Mimik)	Lächeln, Stirnrunzeln, Mundspitzen	

Tab. 2: Nonverbale Glaubwürdigkeitsskala

Die autonomen Signale sind eine Besonderheit: Sie sind so stark, dass wir sie kaum unterdrücken können, gleichzeitig jedoch ist ihr Vorhandensein uns selbst bewusst, so bewusst, dass sie unser Verhalten beeinflussen.

Verhalten

> *„Was du tust, schreit so laut, dass ich nicht hören kann, was du sagst.“*
>
> *(Afrikanisches Sprichwort)*

Das – in längerem Zusammenhang – wichtigste und stärkste nonverbale Signal ist *das Verhalten des Senders,* auch wenn es in der Kommunikationsliteratur durchgehend ein Schattendasein führt. Es ist stärker als alle nonverbalen, vokalen und verbalen Signale zusammen. Wenn das Verhalten des Senders zu den übrigen gesendeten Signalen im Widerspruch steht, sind diese überflüssig und bringen nichts als den Verlust an Glaubwürdigkeit.

Kommunikationsprozess

Abb. 2:
Kommunikations-
modell

„Im Anfang war das Wort!“ Dem Irrtum unterliegt auch Faust nur kurz, ehe er erkennt: „Ich kann das *Wort* so hoch unmöglich

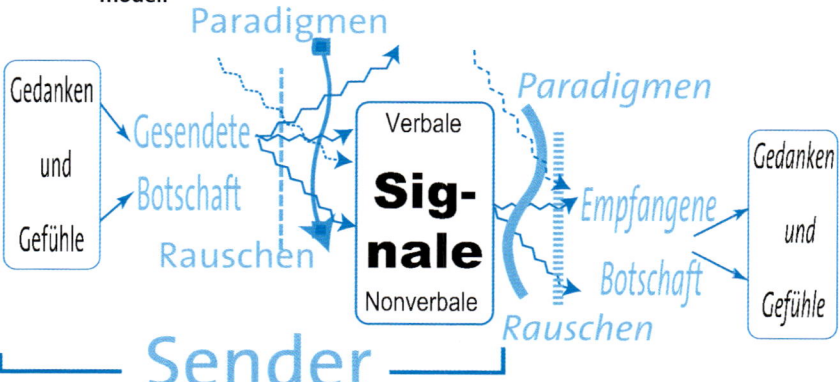

schätzen, ich muss es anders übersetzen, wenn ich vom Geiste recht erleuchtet bin. Geschrieben steht: Im Anfang war der *Sinn.*"

Am Anfang steht der Sender, der Gefühle, Gedanken und Ideen hat, die er seiner Umwelt vermitteln möchte.

Jeder Kommunikationsprozess fängt mit einem Gefühl, einem Gedanken, einer Idee an, die der Sender von sich geben will. Hierzu muss er, zunächst in seinem eigenen Kopf, ebendiese Gefühle und Gedanken zu einer Einheit zusammenführen, die kommunizierbar ist: als Botschaft. Diese wiederum muss in auditive und visuelle Signale *transformiert* werden, d.h. in Zeichen, die von der Umgebung aufgefasst werden können. **Botschaften, Kodierung, Signale**

Die Signale werden vom Empfänger erfasst. Um den wahrgenommenen Lauten und visuellen Eindrücken Sinn zu geben, müssen sie *dekodiert* werden, erst dann können sie als Gefühle und Gedanken gedeutet werden. **Signale, Dekodierung, Botschaften**

Beim Kodieren geht der *Sender* von seiner *Vorstellung* der Dekodierungsfähigkeit des *Empfängers* aus. Das Ziel ist, dass der Empfänger den Sinn der Signale so intentionsgerecht wie möglich deutet und die Botschaft korrekt versteht.

Der Kommunikation liegen sowohl ein Kodierungsprozess wie auch ein Dekodierungsprozess zugrunde – und damit signalbedingte Interpretationsfehler: **Irrtümer**

◢ Der Sender kann sich in der Beurteilung seitens der Fähigkeiten des *Empfängers* zur Dechiffrierung des Signals irren: Die Signale werden korrekt empfangen, aber anders als gemeint gedeutet. Ein anderer Empfänger würde sie korrekt deuten.

◢ Die Signale sind *inkongruent*: Es gibt keine Übereinstimmung zwischen dem wahrgenommenen Inhalt der Worte und den vokalen und nonverbalen Signalen. Der Inhalt wird anders gedeutet, als er gemeint war. Ein anderer Empfänger würde sie auch nicht korrekt deuten.

◢ Der Empfänger *erfasst nicht* alle Signale: Es gibt solche, die zwar gesendet werden, aber „nicht ankommen". Dadurch wird die Möglichkeit eines korrekten Verständnisses verringert, evtl. gar unmöglich gemacht. Bei einem anderen Empfänger würden sie ankommen und könnten korrekt gedeutet werden.

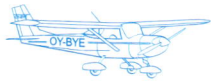

In der Luftfahrt ist es von großer sicherheitsrelevanter Bedeutung, dass die Kommunikation zwischen Pilot und Fluglotse ohne Missverständnisse abläuft, d.h., dass Sender und Empfänger dasselbe verstehen, wenn sie miteinander funken. Zu diesem Zweck sind so genannte Phrasen entwickelt und deren Bedeutung international festgelegt worden. Niemand wird Pilot oder Fluglotse, ohne diese Phrasen aus dem Effeff zu beherrschen. Auf diese Weise sichert man sich gegen Missverständnisse mit mehr oder weniger katastrophalen Folgen ab.

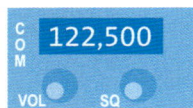

Achtung:
Frequenz des
Empfängers!

Bevor ein Pilot einen Tower oder ein anderes Flugzeug anfunkt, stellt er seinen Sender auf die *Frequenz des Empfängers* ein und überprüft vorab, ob der andere anderweitig spricht. Ist das nicht der Fall, fragt er als Erstes: „How do you read?" (Wie hörst du mich?), und wenn die Antwort darauf „Read you loud and clear" (Ich höre dich laut und deutlich) lautet, dann weiß er zumindest, dass es in der Verständigung keine technischen Schwierigkeiten gibt und dass derjenige, mit dem er reden will, ihm zuhört.

Modulatoren

Zwei Modulatoren greifen in den Modulations-Demodulationsprozess ein, und beide betreffen sowohl Sender- wie Empfängerseite der Signale: Rauschen und Paradigmen.

Rauschen

Definition

Kommunikationsrauschen: Alles, was das korrekte Verstehen beeinträchtigt, ohne dass es mit dem Signalsystem zu tun hat.

Einteilung	Quelle	„Messeinheit"	Beispiel
Externes Rauschen (hörbar für alle)	Außerhalb von Sender/Empfänger	Dezibel, Fon	Musik im Nachbarzimmer
Internes Rauschen (mentales Rauschen)	Innerhalb von Sender und/oder Empfänger	Aufmerksamkeitsdefizit	Der Gedanke: Habe ich mein Auto abgeschlossen?
Gemischt	Primär von außen	Irritation, Verwirrung	Diskrepanz zwischen Botschaft und Mimik

Tab. 3: Kommunikationsrauschen

Der *Sender* hat die Verantwortung für die Kongruenz: die Übereinstimmung zwischen den verbalen und den nonverbalen Signalen. Eine im Kern frohe Nachricht mit tieftrauriger Miene zu überbringen, sorgt für allgemeine Verwirrung – genau wie eine fröhliche Miene beim Aussprechen einer tragischen Nachricht. Effiziente Kommunikation fordert von Seiten des Senders Konzentration und Präzision; sind diese mangelhaft, leiden darunter Aussagekraft und Klarheit der gesendeten Botschaft.

Verantwortung des Senders

Auch beim *Empfänger* sind Konzentration und Aufmerksamkeit gefragt. Wenn Irritation oder umherstreifende Gedanken vom Zuhören ablenken, nimmt die Wahrscheinlichkeit, dass verstanden wird, was gemeint ist, ab, manchmal dramatisch.

Empfängeranteil

Rauschen ist *zeitbegrenzt* und *situationsgebunden*; es existiert eine Zeit lang, nimmt dann ab, kann aber natürlich durch anderes, neues Rauschen ersetzt werden.

Paradigmen

Für Paradigmen – die Sonnenbrille, durch die wir die Welt 365 Tage im Jahr, 24 Stunden täglich, betrachten – gilt das Gegenteil: Sie sind nicht kurzfristig und vorübergehend, sondern über lange Zeit *konstant*.

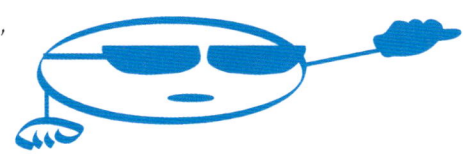

Definition

> *Unter Paradigmen werden individuelle, ungeschriebene Regeln, Normen und Werte verstanden, die unsere Gedanken und unser Verhalten diktieren und so fest in uns verankert sind, dass wir sie weder bemerken noch infrage stellen.*

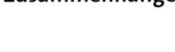

Wir ziehen sie nicht in Zweifel, sondern erleben sie – unbewusst und unbemerkt – als wahr und gültig. Sie sind es, die jeden Menschen die Welt auf seine Art sehen lassen. Sie sind die *Messlatte*, mit der wir die Welt und uns selbst messen. Der Maßstab ist aus einer Unzahl verschiedener Elemente zusammengesetzt: Bedürfnisse, Vorurteile, Normen, Interessen, Fähigkeiten, Erfahrungen und Werte gehören zu den wesentlichsten.

Haltungen

Paradigmen sind entscheidend für unsere Einstellungen und Haltungen. Sie bestimmen, *wie* wir die Dinge sehen, welche Standpunkte wir einnehmen, wie wir das, was wir sehen, hören und fühlen, *deuten*, entschlüsseln und erleben.

Deutungen

Dass dasselbe Ereignis verschieden erlebt wird, ist bekannt. Der *Ablauf* ist objektiv derselbe – das *Erlebnis* wechselt vom einen zum anderen. Den Unterschied machen die Paradigmen.

Zusammenhänge

Die Paradigmen sind es, die Entscheidungen, Worte und Verhalten zu einer Einheit verschmelzen. Zu einer Einheit, in der nicht nur das eine Element zum anderen passt, sondern diese auch zu mir passt. Zu mir von gestern, von heute und auch zu dem, der ich morgen sein werde.

Meine Paradigmen liegen tief in meinem Inneren. Sie sagen mir *„so ist es"*; sie sagen nicht warum, nicht wieso und nicht, dass es auch anders sein könnte. Sie bestimmen mein Denken, initiieren und lenken meine Gedanken, und gerade diese Tatsache führt oft und wiederholt in eine Sackgasse.

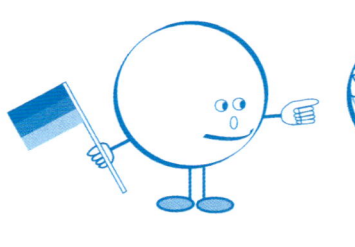

Das Erbe und die Wurzeln der Paradigmen sind fest in den *Generationen* vor mir, in *Kultur* und *Geschichte* verankert, und so entfalten sie eine starke, nachhaltige, aber auch einspurige und mich einschränkende Wirkung.

Bestandteile der Paradigmen

Einige kann man beim Namen nennen, aber ungeachtet dessen, wie analytisch man vorgeht, wird es immer unbekannte, nicht greifbare Elemente geben, denen kein Name zugeordnet werden kann.

Paradigmen greifen ineinander; manchmal so nahtlos, dass die Grenze zwischen dem einen Paradigma und dem nächsten unsichtbar wird – wie bei einem guten Puzzle, in dem die einzelnen Bausteine exakt zusammenpassen.

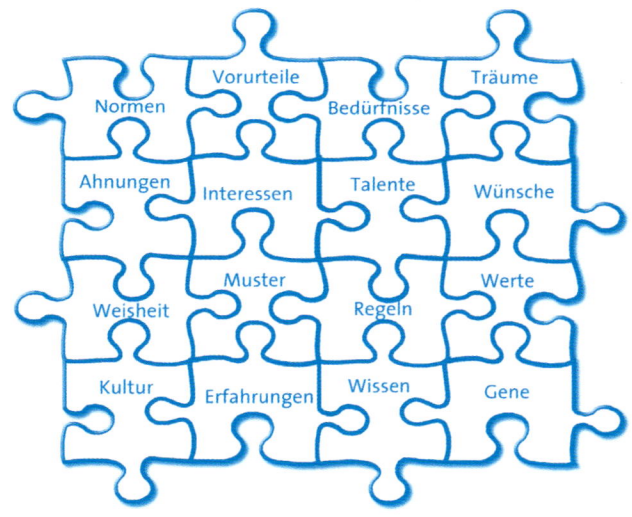

**Abb. 3:
Das Paradigmen-Puzzle**

Meine Paradigmen bestimmen mein verbales, vokales und non-verbales Verhalten, wenn Frau Müller mir erzählt, dass ihr Mann wieder trinkt. *Ihre* Paradigmen entscheiden, was sie bei dem Wort „Alkoholiker", das aus meinem Mund kommt, versteht. Die Paradigmen des 6-jährigen Friedrichs entscheiden, ob er seine Schuhe auszieht, ehe er auf den Stuhl steigt oder nicht.

Auch die Bedeutung der Worte wird von den Paradigmen festgelegt. Worte sind im großen Ausmaß unbewusst werttragend. Wenn Ihr Vater 20 Jahre lang am 1. Mai die Rote Fahne trug und der Vater Ihres Partners Banker war, dann ist die Wahrscheinlichkeit, dass Sie sich über den Wert von „Profit" einig werden, eher gering.

**Werttragende
Worte**

Herkunft der Paradigmen

Kultur
Religion
Elternhaus

Paradigmen sind in großem Maß kulturabhängig. Die *Ethik* des Abendlandes, die *deutsche* Art zu denken und die *Traditionen* der *Familie* über Generationen spielen ebenso eine Rolle wie der *christliche* Zusammenhang zwischen Schuld und Sühne – und, dazu gehörend, *Gnade* und *Vergebung* – und das ganz egal, ob Sie sich selbst als Christen bezeichnen oder nicht.

Der Grundstein zu den meisten Paradigmen wird in den frühen Kinderjahren durch unsere „Significant others" oder „Significant people" gelegt:

Significant people

◢ Menschen, die wir lieben
◢ Menschen, die wir bewundern
◢ Menschen, die wir fürchten
◢ Menschen, von denen wir abhängig sind

In der Kindheit sind Eltern, Lehrer, Eltern von Freunden und Kameraden unsere „Significant others". Später treten andere Menschen auf die Bühne der norm- und vorurteilsbildenden Figuren: Mitglieder einer *Gruppe*, eines Vereins, der Gewerkschaft, Kollegen, *Vorgesetzte*.

Revisionen

Nicht alle Paradigmen bleiben ein Leben lang unverändert. Wir machen unsere eigenen *Erfahrungen,* von denen die eine oder andere dazu führt, dass wir z.B. ein Vorurteil revidieren, modifizieren, manchmal sogar radikal ändern. Äußerst selten vollzieht sich dieser Wandel in kurzer Zeit. Tief liegen die Paradigmen als Gefühle in uns, so tief, dass es meistens ein langer Weg ist, sie durch logische Argumente zu ändern.

Funktion der Paradigmen

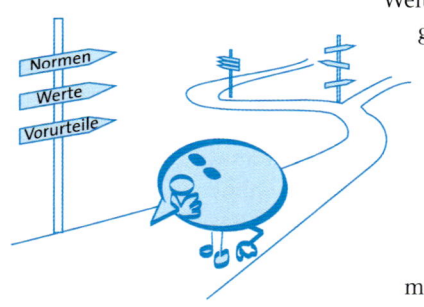

Meine Paradigmen sind meine *Wegweiser* durch die Welt. Sie helfen mir tagtäglich, Entscheidungen zu treffen. Es sind meine Paradigmen, die hinter meinen Beschlüssen stehen, sie sind es, die die Verantwortung dafür tragen, dass mein Handeln *konsistent* ist und nicht nur ein zufälliges Tun ohne Zusammenhang. Sie sorgen dafür, dass meine Entschlüsse von heute mit jenen von gestern und denen von morgen im Einklang stehen.

Normen
Werte
Vorurteile

Meine Paradigmen sind meine *Muster*, die mich das eine verstehen lassen und mir für das andere, das ich nicht unmittelbar verstehe, eine Erklärung liefern. Neue Informationen werden in bestehende Rahmen gepasst, bis sie in einem neuen, größeren Zusammenhang sowohl *verstanden* als auch *akzeptiert* sind. Es gehört viel Selbstvertrauen dazu, ehe ich meine alten Muster verwerfe, denn es sind Muster, die mir über Jahre treu dienten und ich eine gewisse *Loyalität* ihnen gegenüber empfand.

Muster

Meine Paradigmen sind auch meine *Zaunpfähle*. Sie umschließen mein Gebiet, sie ziehen einen unsichtbaren Zaun um mich, einen Zaun, der nicht nur andere am Eindringen in mein Territorium hindert, sondern auch mich selbst behindert, auf andere, vielleicht fruchtbarere Wiesen zu gelangen.

Sicher, man kann Zaunpfähle umstecken, aber das erfordert eine klare Stellungnahme, Entschlüsse und Arbeit: Die alten Pfähle müssen aus der Erde gezogen werden, Löcher für die neuen müssen gegraben und die neuen Pfähle in jenen festgestampft werden.

Meine Paradigmen markieren *meine* Grenzen. Innerhalb dieser Grenzen wird in *meiner* Währung gezahlt, hier wird *meine* Sprache gesprochen, hier weht *meine* Fahne, hier bin *ich* – und nur ich – zu Hause.

Einzig und allein die Meinigen

Meine Paradigmen *gleichen* in vieler Hinsicht denjenigen der Menschen, die mich umgeben: Menschen, die in derselben Kultur, am selben Ort und zur gleichen Zeit wie ich aufgewachsen sind. Werden sie jedoch tiefer analysiert, finden sich so viele Merkmale und Eigenarten, dass die *Summe* meiner Paradigmen ein *Unikat* ergibt – wie bei Genen.

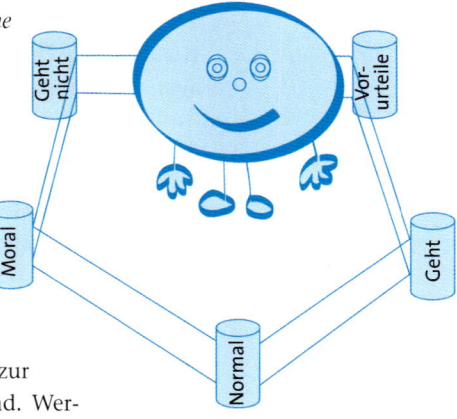

Paradigmen sind, wie Fingerabdrücke und genetischer Code, *individuumspezifisch*. Sie sind meine mentalen Fingerabdrücke, der Schlüssel für meine Wahrnehmungen, meine Erlebnisse und meine Gefühle. Sie bestimmen, wie die Welt aussieht von dem Standpunkt aus, auf dem ich in diesem Moment stehe.

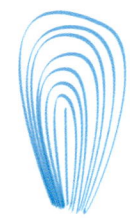

Sie sind ein Teil meiner Identität, meiner Authentizität und meiner Persönlichkeit. Meine Paradigmen sind mein Halt, mein Sockel und mein Stützpunkt. Sie *geben* mir meinen Standpunkt – den Standpunkt, von dem aus zu sehen ist, was ich sehe, und wo man mich – im Kierkegaard'schen Sinn – findet.

Zusammenfassung

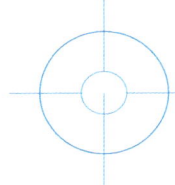

Informieren und Kommunizieren haben die *Botschaft* gemeinsam. Der Unterschied besteht in der Art und Weise der Vermittlung (Monolog/Dialog).

Eine Botschaft ist subjektiv. Um sie anderen verständlich zu vermitteln, muss sie in verbale, vokale und nonverbale *Signale* transformiert werden.

In der direkten, persönlichen Kommunikation sind die nonverbalen und die vokalen Signale am stärksten, noch stärker jedoch ist das *Verhalten*.

Glaubwürdigkeit setzt Kongruenz zwischen Worten und vokalen und nonverbalen Signalen voraus.

Signale können durch *Rauschen* („Störsender") gestört werden. Rauschen kann als störendes Geräusch von außen kommen, sich aber auch von innen melden und zu einem Aufmerksamkeitsdefizit führen.

Signale deuten wir mithilfe unserer individuellen *Paradigmen* – unseres „mentalen genetischen Codes".

Das Gespräch

„Wenn du sprichst, soll dein Reden besser sein als dein Schweigen"
(Arabisches Sprichwort)

Die Botschaft

- Voraussetzungen für ein Gespräch sind Wille, Inhalt, Stil und Glaubwürdigkeit.
- Gespräche können symmetrisch oder asymmetrisch sein.
- Gespräche können mit Fragen und Aufmerksamkeit gesteuert werden – oder auch nicht.
- Gespräche können durch Spielverderber kaputtgemacht werden, und man kann sie mit „Türöffnern" stimulieren.
- Zuhören ist das A und O eines jeden Gesprächs.
- Zuhören ist der Joker der Türöffner, der jedes Mal sticht.
- Zuhören kann man aktiv, passiv und empathisch.

Das Gespräch? Als ob es nur eines gäbe. Es gibt etliche, die sich zum Verwechseln ähneln – und dennoch: Jedes Gespräch ist einmalig, geprägt von den Themen, um die es sich handelt, von der emotionalen, sozialen und allgemeinen Intelligenz der Gesprächspartner sowie von deren Kommunikationsverhalten und aktuellen Stimmung. Trotzdem hat die Mehrzahl der Gespräche so viele Parallelen miteinander, dass es Sinn macht, von „dem Gespräch" zu reden.

Definition

> *Ein Gespräch ist ein Informations- oder Meinungsaus-tausch zwischen zwei oder mehr Menschen.*

Prädikate

Gespräche können gut sein, schlecht sein – und dazwischen liegen. Das *qualitative* Prädikat eines Gesprächs wird gestaltet durch Inhalt, Stil, Chemie und die bewusste und unbewusste Einhaltung der geschriebenen wie ungeschriebenen Kommunikationsregeln. Eine dieser Regeln lautet, im verbalen, vokalen und nonverbalen Verhalten zwischen Kommunizieren und Informieren zu unterscheiden.

Bewusstmachung

Kommunikationsanalyse setzt – wie jede analytische Bearbeitung – voraus, dass man sich sowohl der *Materie* wie des *Prozesses* bewusst ist. Es gibt keinen anderen Weg: Ich muss mir die elementaren Daten ins Bewusstsein rufen, denn nur dort kann eine sachliche, zielgerichtete Bearbeitung stattfinden.

Abb. 4:
Datenverarbei-
tung in vivo

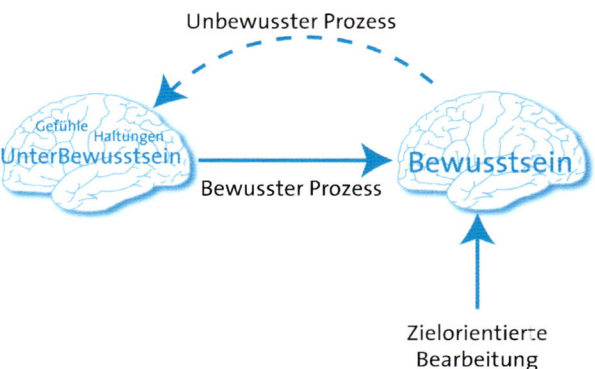

Wir kennen es vom Computer: Wenn Daten, die auf der Festplatte gespeichert sind, betrachtet und bearbeitet werden sollen, müssen sie in den Arbeitsspeicher geladen werden. Da, und nur da, können sie bearbeitet werden. Anschließend werden sie wieder auf der Festplatte abgelegt, um sie in aktualisierter Form dauerhaft zu speichern.

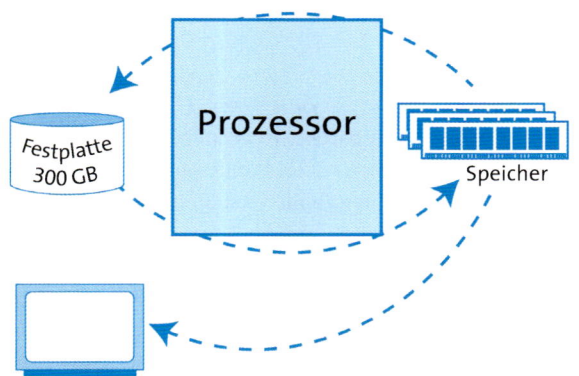

**Abb. 5:
Datenverarbei-
tung in vitro**

Voraussetzungen

Aus nichts wird nichts – und schon gar nicht ein Gespräch. Da ein solches mindestens zwei Gesprächspartner voraussetzt, müssen mindestens zwei Menschen bereit sein, bestimmte Leistungen einzubringen:

◢ Willen zur Verständigung
◢ gemeinsame Signale
◢ überbrückbare Entfernung
◢ Inhalt
◢ Stil

Wille zur Verständigung

Zum Gelingen eines Gesprächs gehört der Wille von zwei Gesprächspartnern; zum Scheitern reicht einer.

Zwei Seiten hat dieser Wille, und wenn nicht *beide* Seiten von *beiden* Partnern erfüllt sind, dann kommt kein ehrliches Gespräch zustande:

◢ Wille, sich selbst in begrenzter Zeit verständlich auszu-drücken

◢ Wille, den Gesprächspartner zu verstehen

Verstehen wollen Einige Erläuterungen zum ersten Punkt: Sich so auszudrücken, dass der Gesprächspartner einen verstehen kann, ist entschei-dend. Parkinson schreibt zu diesem Thema: „Um in der Kunst der Kommunikation Erfolg zu haben, müssen wir eine große Anstrengung machen, und anfangs ist es eine Anstrengung des Sichvorstellens. Wir müssen uns selber in die Lage der Men-schen hineinversetzen, auf die wir einen Einfluss haben wollen, und das ist für die meisten von uns das Schwierigste von allem" [Parkinson 1979, S. 203].

Auch wenn es manchmal schwer fallen kann, man sollte sich jederzeit bewusst sein, dass eine kontroverse Sache immer von zwei Seiten gesehen werden kann – sonst wäre sie nicht kontrovers.

In der Kürze ... Nicht weniger wichtig ist es, eine Äußerung auch in *ange-messener Zeit* zu geben. Wer seine Erläuterungen in die Länge zieht, verliert die Aufmerksamkeit des Partners, und nicht nur das: *Konzentration* wird durch *Irritation* ersetzt, was das Verständ-nis nicht fördert.

Recht und Pflicht Wer darauf besteht *auszureden*, sollte sich der dazugehörigen Verpflichtung bewusst sein, sich *kurz* zu fassen.

Gemeinsame Signale

Von den Rauchsignalen der südwestlichen Prärie-Indianer über die afrikanischen Dschungel-Trommeln bis hin zur digitalen 0 und 1: Der sprachliche Referenzrahmen muss gleich sein, verbal wie nonverbal. Es fängt mit einer Sprache an, die von beiden sowohl gesprochen wie verstanden werden muss – direkt und im übertragenen Sinn.

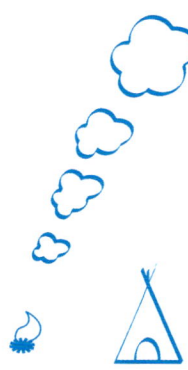

◢ In direkter Bedeutung heißt das, dass die Sätze, die ich spreche, in einer *Sprache* verfasst sind, die mein Gegenüber fonetisch und syntaktisch versteht.

◢ In übertragener Bedeutung heißt es, dass ich meine gesprochenen Worte auf seiner *Frequenz* senden muss.

Die Wichtigkeit der Punkte erschließt sich von unten: Wenn ich nicht auf der richtigen Frequenz sende, ist die Sprache egal. Die Signale werden dann nicht empfangen.

Senden *meiner* Worte auf der Frequenz *des* Anderen

Für medizinische Themen heißt das, sie in die Sprache des Patienten zu übersetzen, evtl. zu erklären und zu vertiefen. Die Botschaft soll in *den Rahmen* gesetzt werden, den der Patient mitbringt, und diesen Rahmen ausfüllen. Wenn ihr das nicht gelingt, wird der Leerraum mit der Fantasie des Patienten gefüllt.

Überbrückbare Entfernung

Im direkten wie übertragenen Sinn gilt: Wenn der Abstand zwischen den Kommunizierenden zu groß ist, werden die Signale nicht empfangen. Es gibt Grenzen, wie groß eine Entfernung sein kann, um überbrückt zu werden – auch mit Megafon.

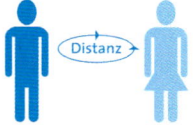

Was ist zu tun, wenn die Distanz zu groß ist? Dann sollte sich der Gesprächspartner mit den größten Stärken auf den anderen zubewegen, um die Entfernung zu verkleinern, oder einen Dolmetscher (auch im übertragenen Sinn) mit einbeziehen. In asymmetrischen Gesprächen (s. S. 32) ist es der Experte bzw. derjenige mit dominierendem Status, der die größten Stärken besitzt, egal wie erschöpft er sich fühlen mag.

Inhalt

„Das Ding an sich" Der Inhalt ist die Substanz des Gesprächs. Ohne ein Thema, für das sich beide Gesprächsteilnehmer engagieren, ohne einen Inhalt, der über Banalitäten und Gleichgültigkeiten hinausgeht, gibt es kein tiefer gehendes Gespräch – und schon gar nicht die Form der Kommunikation, die eine Voraussetzung für ein fruchtbares Gespräch mit einem Patienten ist. Die Fokussierung auf den Inhalt setzt voraus, dass man sich des Unterschieds zwischen „etwas sagen" und „etwas zu sagen haben" bewusst ist. Um es mit den Worten Parkinsons auszudrücken: „We must realize, that whereas most people want to talk few of them have anything to say" [Parkinson 1979, S. 203].

Smalltalk Und dennoch hat Smalltalk seinen Platz im Gespräch: als Einleitung und zum Abstimmen der gemeinsamen Signale, die die Grundlage jeder Verständigung sind.

Kleinster gemeinsamer Nenner Sofern es verschiedene Auffassungen davon gibt, was erwähnenswert ist und was nicht, zählt der kleinste gemeinsame Nenner: Nichts ist banal, es sei denn, beide Gesprächsteilnehmer sind sich einig. Nichts ist gleichgültig, solange ein Teilnehmer es wichtig findet. Die meisten kennen das Gefühl, das in einem aufsteigt, wenn ein Gesprächspartner etwas, was man selbst als bedeutungsvoll empfindet, als Unsinn deklariert: Man fühlt sich nicht ernst genommen, machtlos und frustriert, und allzu schnell wird aus dem Gesprächs*partner* ein Gesprächs*gegner*.

Wo es um die Gesundheit geht, kann nichts für bedeutungslos erklärt werden, es sei denn, derjenige, um dessen Gesundheit es geht, stimmt zu.

Stil

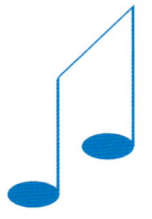

Das Wie muss zum Inhalt passen, sonst hat das Gespräch keinen Stil. Dabei spielen die *Wortwahl*, der Grundtenor und die nonverbalen Signale eine Rolle. *Sachlichkeit* kann angebracht sein – aber in anderen Situationen ist sie nichts als ein schlechtes Substitut für Emotionen. *Humor* kann mitunter das Mittel der Wahl zum Auflösen verkrampfter Strukturen sein, zu anderen Zeiten ist er jedoch ganz fehl am Platz. Übertriebener *Ernst* kann einen Patienten unruhig machen und so dazu beitragen, die verbalen Signale mangel- oder fehlerhaft zu deuten.

Der Zweck eines Gesprächs

„Was will *ich* mit dem Gespräch erreichen?" ist *die* Frage, wenn man sich über den Zweck des Gesprächs klar werden will. Die Anzahl der Antworten ist groß, und das Spektrum reicht vom einen zum anderen Ende der menschlichen Beziehungsbereiche: vom destruktiven Zerstören einer Beziehung über das Herausreden aus einer Verantwortung (die man nicht wahrgenommen hat) bis zur intensiven Beziehungsvertiefung.

Die Antwort kann: „Nichts" sein. Das ist nicht unbedingt negativ zu interpretieren. Auch eine belanglose Konversation, ein Smalltalk, Klönschnack, oder wie immer man es bezeichnen mag, hat *ihren* Zweck: Sie/er füllt Zeit aus und trägt dazu bei, dass Beziehungen sich bilden, erhalten und vertiefen oder – wenn es nur *dabei* bleibt – auch verflachen.

Smalltalk

Geht es um das Gespräch mit einem Patienten, reicht die eine Frage nicht aus, sondern hinzu kommt: Was soll das Gespräch *ihm* bringen?

Patienten-gespräch

Patientengespräche bewegen sich typischerweise in sechs Gruppen:

Zweck	Worum es geht	Kern
Sache	… Informationen …	Kognitiv (sachbetont)
	… vermitteln	
	… empfangen	
Sichtweise	… das Modell des anderen …	Affektiv (gefühlsbetont)
	… verstehen	
	… abklären (helfen)	
	… erweitern	
	… ändern	

Tab. 4: Gesprächszweck

Oft hat ein Gespräch im Allgemeinen und das Gespräch zwischen Arzt und Patient im Besonderen nicht nur einen Zweck, sondern mehrere, die sich im Laufe des Gesprächs abwechseln; manchmal im Sekundentakt, manchmal mit langen Zwischenräumen.

Die *Sache* im Zentrum

Informationen in/out

Charakteristisch für diesen Gesprächstypus ist die kognitive Komponente. Sachliche Informationen werden im Laufe des Gesprächs zu einem im Voraus bekannten Modell hinzugefügt, von dem die Gesprächspartner per se annehmen, dass es mit dem des jeweils anderen identisch ist. Man weiß, worum es geht – oder meint es zumindest zu wissen.

Ein großer Teil unserer alltäglichen Kommunikation läuft nach diesem Muster ab. „Wo befindet sich der Parkplatz?", „Du musst den richtigen Treiber installieren" oder „Sie müssen die Tabletten zweimal täglich, morgens und abends, nehmen" sind Beispiele von gefragter bzw. gegebener Information. Beide Gesprächspartner wissen, von welchem Parkplatz, von welchem Gerät und Betriebssystem und von welchen Tabletten die Rede ist.

Das Modell im Kopf

... eher selten

Statt Modell könnte man auch Vorstellung sagen. Das Modell ist – wo es sich um *konkrete* Dinge handelt, von denen die Gesprächspartner in etwa das gleiche Wissen haben – wenn nicht identisch, so doch sehr ähnlich, solange man sich im gleichen Kulturkreis befindet: Wir haben ungefähr die gleiche Vorstellung von einem Fußballtor, einer Wäscheleine und einem Hammer. Anders verhält es sich aber bei Dingen, die von *abstrakter* Natur sind und über die unterschiedliches Wissen besteht: Was z.B. Ehrlichkeit heißt, da scheiden sich die Geister spätestens bei dem praktischen

Beispiel einer „weißen Lüge", und der Computerexperte und der Kaffeeimporteur haben ebenfalls verschiedene Bilder vor sich, wenn von Speicher die Rede ist.

Das potenzielle Problem des kognitiven Gesprächs liegt in der *unbewussten*, selbstverständlichen Annahme des identischen Modells. Häufig ist gerade ein – unbemerktes – unterschiedliches Modell (des Sachverhalts) in den Köpfen der Teilnehmer die Ursache für ein stockendes Gespräch, das sich in Positionen verstrickt, allmählich festfährt und mehr oder weniger misslingt.

Das Verstehen des *Modells* im Kopfe des anderen ist aber die Voraussetzung dafür, dass ich den anderen begreife, dass ich verstehe, welche Informationen ihm fehlen, um die Sache überhaupt so sehen zu *können*, wie ich es tue. Ich werde kaum die Chance bekommen, sein Modell zu erweitern oder gar zu ändern, ohne ihm vorher glaubwürdig vermittelt zu haben, dass ich ebendies in seiner ursprünglichen Substanz (Form) begriffen und *akzeptiert* habe.

Das Modell affektiv verstehen – und es zeigen

Mit eigenen Worten *zusammenzufassen*, was man erkannt hat, ist die beste Art, dem Gegenüber zu zeigen, dass man ihn verstanden hat. Diese Beschreibung sollte sich vor allem mit den Gefühlen und Ansichten des Gesprächspartners befassen. Nicht die Worte, die er gesprochen hat, sollen wiedergegeben werden, sondern ihr *Sinn* und was sie ihm und für ihn bedeuten. Es soll kein Nachplappern sein, sondern der Beweis, dass man verstanden hat, wie er die Dinge *sieht, erlebt, auffasst* – und was er dabei *fühlt*.

Eigene Worte

Das Modell abklären (helfen)

Modelle führen ein Schattendasein, wir nehmen sie – im eigenen Kopf – als gegeben hin und bemerken nicht einmal ihre Existenz, sehen somit auch nicht, dass sie zum Teil *inkomplette* Konstruktionen sind. Ist dies beim Gesprächspartner der Fall und man bemerkt seine „Lücken", kann mit so genannten katalysierenden Fragen geholfen werden, um die fehlenden Bausteine zu finden und sein Modell zu komplettieren. Optimal ist es, die Fragen *verbal* als Tatsachen (oder zumindest Deutungen) auszusprechen, und *vokal* (z.B. durch einen steigenden Tonfall am Ende des Satzes) den fragenden Charakter der Aussage zu unterstreichen:

Katalysierende Fragen

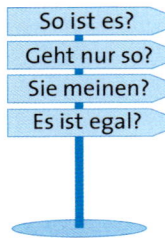

◢ Es hört sich an, als ob Sie mit dem Misstrauen schwer zurechtkommen?

◢ Für Sie macht es einen Unterschied, ob es Claudia oder Ulrike ist?

◢ Und daran zweifeln Sie nicht?

◢ Dabei gibt es zu Hause niemanden, der Ihnen beistehen könnte?

◢ Ich verstehe, dass Sie etwas ändern möchten?

◢ Und Sie sind bereit, den Preis dafür zu zahlen?

◢ Sie sehen keinen eigenen Anteil an den Schwierigkeiten?

Katalysierende Fragen sind *Wegweiser*, sie zeigen die Richtung. Die Entfernung ist mit einem Fragezeichen ersetzt. Entscheidend ist, dass auf *eigene* Werte, Beurteilungen und Standpunkte verzichtet wird; es wird dem anderen überlassen, *selber* den Weg zu finden, der mehr Klarheit bietet, als im Moment vorhanden ist.

Das Modell erweitern

Begreifen   „Ich verstehe Sie so, dass Sie Ihre Frau lieben, und ihr für die vielen gemeinsamen Jahre dankbar sind. Sie sind auch in schweren Zeiten immer ehrlich miteinander umgegangen und empfinden es jetzt als Unehrlichkeit, wenn Sie Ihrer Frau nicht alles sagen, was Sie wissen. Und andererseits haben Sie Angst, dass sie die letzte Hoffnung verliert, wenn Sie ihr sagen, was Sie wissen oder befürchten. Könnte das so richtig sein?"

Jeder kennt es: Man hat das Modell im Kopf eines anderen erkannt, gedeutet und akzeptiert. So weit, so gut – nur sieht man selbst einen wesentlichen Zusammenhang, auf den der andere nicht aufmerksam ist. Diese andere Perspektive zu veranschaulichen kann verlockend erscheinen, aber nur *wenn* man glaubwürdig gezeigt hat, dass die ursprüngliche Schablone begriffen und anerkannt wurde, besteht die Möglichkeit, dass der andere die angebotene neue Sichtweise als eine Erweiterung annimmt.

Das Modell ändern

„Falsches" Modell   Es kommt vor, dass man das Modell eines anderen als absurd beurteilt: inadäquat, gar nicht mit der Realität im Einklang stehend, einfach unmöglich – und gleichzeitig verfügt man selbst über ein gutes Modell (subjektiv). Was liegt näher, als das Erste mit dem Letzten auszutauschen?

„Ich glaube gar nicht, dass es ein ökonomisches Problem ist. Dein wirkliches Problem ist, dass du keine Anerkennung bekommst, die Finanzen sind zweitrangig."

Es kommt auch vor, dass derjenige, dessen Modell zum Austausch steht, dazu ein klares Ja sagt, aber das ist selten. Wenn es passiert, dann nur in einer Atmosphäre von Vertrauen, Glaubwürdigkeit und ehrlicher Zuneigung und frei von Angst, Misstrauen und Verurteilung. Eine solche Atmosphäre zu schaffen, erfordert viel Zuhören, Verstehen und Akzeptanz.

Akzeptanz-voraussetzungen

In der Regel wird jemand, der sein Modell infrage gestellt sieht, sich unverstanden, *bedroht*, angegriffen fühlen und sich und seine Standpunkte *verteidigen*, was sehr wohl dazu führen kann, dass sich die Lage verschärft. Ist die Situation festgefahren, dann ist die Atmosphäre gespannt. Das Ändern eines Modells wird allein schon aus diesem Grund unmöglich.

Provozierte Verteidigung

Wenn wir mit Modellen zu tun haben, arbeiten wir nicht mit handfesten Objekten, die sich anfassen und beschreiben lassen. Wir arbeiten mit Begriffen, Ideen und Vorstellungen, sogar mit solchen, deren Wurzeln tief in der Persönlichkeit eines Menschen verankert sind (s. Paradigmen, S. 12).

Modell und Wurzeln

Von *der* Zweckfrage zu *den* Zweckfragen

Dass es Sinn macht, sich vor einem Gespräch die Frage nach dem Zweck desselben zu stellen (und zu beantworten!), ist am Anfang des Abschnitts bereits erwähnt worden. Oft ist damit nicht genug getan.

Die Frage(n) zum Zweiten ...

Vor allem dann, wenn ein Gespräch nicht wie erwartet läuft, ist die Frage sinnvoll, ob man mit den angewandten Mitteln den gewünschten Effekt erzielt. „Führt das Gespräch, so wie es bisher *von mir* geführt wurde, zum gesetzten Ziel?" lautet die Frage nun. „Von mir" deswegen, weil ich nur mein eigenes Verhalten ändern kann. Heißt die Antwort „kaum" oder gar „nein", macht es keinen Sinn, das Gespräch unverändert weiterzuführen. Es stellt sich dann die Frage, ob ich mein Kommunikations-

OK – oder andere Signale?

Gespräch beenden

verhalten ändern *will:* ob ich Stil, Inhalt, verbale und nonverbale Signale bewusst anders gestalten will als bisher.

Nicht immer ist es „nur" eine Frage des Wollens. Standpunkte können so festgefahren sein, dass ein gemeinsames, neutrales oder gar positives Auskommen unmöglich scheint, vielleicht auch ist. Dann sollte das Gespräch, bevor sich die Positionen noch mehr verhärten, zu Ende gebracht werden. Beenden – um es zu einem späteren Zeitpunkt unter anderen Voraussetzungen und mit anderer Vorbereitung nicht nur im buchstäblichen Sinne „weiter"-zuführen.

Eigenschaften der Gesprächsteilnehmer

Glaubwürdigkeit und Ehrlichkeit

Glaub-Würdig!

Vertrauen, dass das Gesagte in Übereinstimmung mit der Wahrheit steht, ist das Fundament der Kommunikation. Wenn ich *dir* nicht traue, brauche ich Energie, um die von *mir* angenommene Wahrheit von der vermuteten Lüge zu trennen – Energie, die ich sonst zum Zuhören und Verstehen nutzen könnte.

Der Preis der Glaubwürdigkeit

Glaubwürdigkeit und Vertrauen sind Eigenschaften, die nicht per se vorhanden sind, sondern erworben werden müssen. Es erfordert Mut, zu seinen *Einstellungen* und *Standpunkten* zu stehen.

Der Preis der Glaubwürdigkeit:	
Die eine Hälfte ...	*Zu dem stehen, was man glaubt – und an das man glaubt*
... die andere Hälfte	*Auch zu eigenen Zweifeln und eigener Ohnmacht stehen*

Noch mehr Mut erfordert es, zu *Zweifeln* und *Unsicherheit* zu stehen. Es ist bequemer, jeglichen Zweifel zur Seite zu schieben und mit „Ich bin fest überzeugt ..." (oder noch schlimmer: „*Wir* sind der festen Überzeugung ...") so zu tun, als ob man sicher wäre. Menschen von heute wissen, dass es in vielen Zusammenhängen keine Sicherheit gibt, keine Gewissheit geben *kann*. Wenn „feste Überzeugungen" in solchen Zusammenhängen großspurig als zukünftige Tatsachen verbal verkündet werden, wirken sie als eine Mischung von Lüge und Dummheit, was nicht gerade Vertrauen erweckend ist. Das gilt für Politiker, Vorstände und Journalisten, und es gilt auch für Ärzte.

Auch in der Medizin ist es wichtig, zu seinen Zweifeln zu stehen. Unsere nonverbalen Signale zeigen, was wir in Wahrheit meinen, und Patienten erfassen sehr schnell die Diskrepanz zwischen gesprochenen und ungesprochenen Signalen.

Ehrlichkeit ist ein *quantitativer* Begriff. Keiner kann mit Recht von sich behaupten, er rede *immer* „die Wahrheit, die ganze Wahrheit und nichts als die Wahrheit". Das wiederum wirft die Frage nach der Grenze auf: *Wo* wird Ehrlichkeit zur Unehrlichkeit – und umgekehrt? Wo fange ich als Mensch an, das Prädikat „glaub-würdig" zu verlieren? Bei der Steuererklärung? Bei der Story von der Angeltour? Beim Versicherungsanspruch, beim Listen der beschädigten Artikel? Bei der Erklärung, warum ich als Patient zu spät zum Termin komme – oder warum ich als Arzt nicht die vereinbarte Zeit einhalte? Bei ...?

Es gibt keine präzise Antwort auf diese Fragen. Und dennoch sollte man sich nicht täuschen: Die meisten Menschen haben durchaus ein Gespür dafür, wo Ehrlichkeit aufhört und Unehrlichkeit anfängt; ein Gefühl, wem sie wann trauen können und wem wann nicht.

Relation zur Wirklichkeit

Glaubwürdigkeit und Ehrlichkeit gehören zusammen. Sie sind eng verbunden mit dem Willen, der Wirklichkeit ins Auge zu schauen, auch wenn dieser Blick schwer fällt. Im ärztlichen Zusammenhang, und das gilt im Besonderen bei unheilbaren Krankheiten, geht es weder darum, den Patienten um die Wirklichkeit herumzuleiten, noch darum ihn dafür blind zu machen, sondern ihm *beim Gang durch die Wirklichkeit* zur Seite zu stehen und ihn hindurchzuleiten.

Stimmungen und Zustände

Schlechte Tage ...

Wer kennt sie nicht, die Tage, die vom Morgen an unter einem schlechten Stern stehen? Die Waage zeigt (wieder!) zu viel Kilo, der Regen peitscht gegen die Scheiben, das warme Wasser der Dusche lässt ewig auf sich warten, die Milch ist alle, das Garagentor klemmt, der Anrufbeantworter funktioniert nicht – und so weiter. Dann kommt um 08:30 Uhr ein schwieriger Patient mit „törichten Fragen", sodass ich zumindest einen triftigen Grund habe, sauer zu sein!

... und gute ... Und wer kennt nicht das positive Pendant zu diesen Tagen? Trotz Sturm und Regen, auch wenn der Partner nur einsilbig und offensichtlich widerwillig antwortet, trotzdem das Ei zu hart ist und die Butter zu weich – was spielt das für eine Rolle bei der wunderbaren Stimmung, mit der mich die Natur heute erwachen ließ!

... und solche dazwischen Irgendwo dazwischen liegt der (nicht immer) goldene Mittelweg: die „neutralen" Tage, an denen manches glückt und anderes schief läuft. Dazu zählen auch Gespräche mit dem Partner, den Kindern, mit Freunden und Bekannten – und mit Patienten.

Eigenschaften des Gesprächs

Symmetrie und Asymmetrie

Ein symmetrisches Gespräch ist, so sagt es schon der Name, ein Gespräch, in dem ein *Gleichgewicht* herrscht. Es ist ein Gespräch, in dem die Teilnehmer nicht nur gleichwertig sind, sondern auch thematisch gleichgewichtig, mit gleichem Gewicht reden. Diese Symmetrie spiegelt sich im weitesten Sinn in ihrem Verhalten.

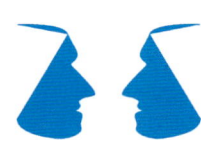

Gleich-Wertigkeit *Gleichwertigkeit* hat mit der Person und mit den menschlichen Werten zu tun, die in der Persönlichkeit verankert sind. Menschen sind gleichwertig. Wir fassen es nicht immer so auf und verhalten uns auch nicht immer dementsprechend, deshalb noch einmal: Menschen sind gleichwertig. Punktum.

Das allgemeine Gespräch ist ein symmetrisches Gespräch: Es gibt von *vornherein* keine feste Rollenverteilung, es hat keine feste Struktur, sondern ergibt sich mehr oder weniger spontan aus Aktionen und Reaktionen der Teilnehmer. Rollen können sich im Laufe des Gesprächs ergeben, sind aber nicht festgelegt und können wechseln.

Gleich-Gewichtigkeit *Gleichgewichtigkeit* bezieht sich auf die Validität einer Aussage. Diese ist proportional mit der *Kompetenz* und der *Macht* desjenigen, der die Aussage trifft. Es wiegt schwerer, wenn mein Steuerberater sagt, ich solle meine Ausgaben einschränken, als wenn es der Friseur sagt.

Professionelle Gespräche zwischen Menschen von verschiedenen hierarchischen Ebenen (z.B. Vorgesetzte/Untergebene) oder zwischen einem Experten und einem Laien (dazu zählt das Gespräch zwischen Arzt und Patient) sind *immer* asymmetrisch. Die Rollen und damit die Rechte sind von vornherein festgelegt. Der Vorgesetzte bzw. Experte ist qua seines Status und/oder seines Wissens der machtvolle Part. Wissen ist Macht, und es liegt im Ermessen des Experten, *wie* er sein Wissen gebrauchen will und *wieviel* er davon dem Laien preisgeben will. Auch das Zurückhalten von Informationen ist ein Machtmittel.

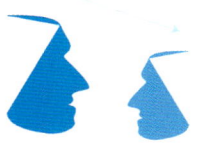

Das Gespräch zwischen einer Person im Gesundheitswesen und einem Patienten ist auch in einem anderen Sinn asymmetrisch: Der eine Gesprächspartner *weiß* etwas über die *Gesundheit* des anderen – und der andere *fühlt*, was es heißt, *krank* zu sein.

Quasi-(Vor-)Rechte schaffen Asymmetrie – und vice versa. In der Arzt-Patienten-Interaktion beispielsweise sind es die zwar ungeschriebenen, aber nichtsdestotrotz sehr wirksamen Rechte:

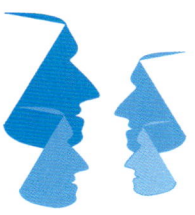

- *Initiierung* des Gesprächs
- Recht, *Fragen* zu stellen
- Recht, die thematische *Richtung* des Gesprächs zu ändern und somit die *Reihenfolge* der Themen zu bestimmen
- Recht, den anderen zu *unterbrechen*
- *Beenden* des Gesprächs

„Gegebene" (Vor-) Rechte

Diese, allein durch *Position* und Funktion gegebenen – und nicht von der psychosozialen und/oder kommunikativen Kompetenz abhängigen – Vorrechte wirken auch auf anderen Ebenen, vor allem wenn sie unseriös oder gar missbräuchlich angewandt werden:

Asymmetrie-Folgen

- auf das Sich-Ernstgenommen-und-Verstanden-Fühlen des Patienten – und damit auf die Compliance
- auf die Verantwortung des Arztes, das Gespräch gemäß seiner Gesprächsführungskompetenz kompetent zu führen und innerhalb angemessener Zeit zu einem sinnvollen Ende zu bringen. Bringt der Arzt dies nicht zustande, stellt sich häufig Frust, Unzufriedenheit, unter Umständen sogar ein Gefühl eigener Unzulänglichkeit ein.

Intensität und Ebenen

Nicht nur das Thema prägt ein Gespräch. Die Art der Gesprächs-partner, miteinander umzugehen, ihr Intellekt, Wissen, Engage-ment, ihre Offenheit, Ehrlichkeit und die Bereitschaft, eigene Einstellungen, Meinungen und Gefühle zu äußern – und zu ihnen zu stehen, auch wenn sie unbequem werden – bestim-men Wert und Richtung eines Gesprächs.

Die *Intensität* eines Gesprächs ist mit der Summe und Tiefe der einzelnen Botschaften proportional. Vier Ebenen sind zu unterscheiden:

Tab. 5:
Vier Ebenen des
Gesprächs

Ebene	Inhalt	Beispiel
Oberflächliche Ebene	Banal	„Schönes Wetter heute."
Kognitive Ebene (sachlich)	Kontrollierbare Realitäten	„Ihr Cholesterinwert ist normal."
Mentale Ebene	Meinungen und Gedanken	„Ich denke, wir sollten sparen."
Emotionale Ebene	Gefühle	„Es schmerzt, dich so zu sehen."

Normalerweise kommen in einem Gespräch Elemente aus ver-schiedenen Ebenen vor, und zwar in einer mehr oder minder willkürlichen Mischung. Sicher gibt es Gespräche, die sich nur in der obersten Ebene oder den oberen Ebenen bewegen. Aber auch in Gesprächen, in denen starke und tiefe Gefühle ausge-drückt werden, wird man banale Aussagen finden. Und Banales ist nicht selten sowohl unkompliziert als auch wahr.

Instrumente des Steuerns

Es gibt Gespräche, die laufen einfach – weder gehetzt noch schwerfällig, sondern problem- und reibungslos und ohne besonderen Kraftaufwand der Gesprächsteilnehmer. Andere wiederum schleppen sich dahin oder aber fliegen vorüber in einem Tempo, das jede Vertiefung unmöglich macht.

Die zwei letztgenannten Gesprächstypen kann man – damit sie sinnvoll werden – steuern. Folgende Instrumente stehen dabei zur Verfügung: **Fokussteuerung**

◢ Einbringen von Themen
◢ Fragen und Antworten
◢ Aufmerksamkeit fokussieren

Mit dem Einbringen eines neuen Themas ändert man den Fokus des Gesprächs oder fügt zumindest dem Thema eine neue Komponente hinzu, aus der sich dann häufig eine andere Sicht ergibt. **Themen**

Fragen

Fragen implizieren eine *Erwartung*, nämlich die Antwort des Gefragten, der dadurch in seiner eigenen Gestaltung des Gesprächs eingeschränkt wird. Gleichzeitig wird der Informationsumfang des Fragenden erweitert und der Fokus des Gesprächs auf das Thema der Frage gerichtet. „A question is a device for focusing attention" [De Bono 1981, S. 134].

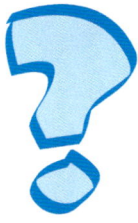

Fragen und die dazugehörenden Antworten sind gesprächsanalytisch so genannte Paarsequenzen. Die Frage ist der erste, *initiierende* Teil, die Antwort der zweite, *respondierende* Teil. Die beiden Teile werden von der jeweiligen Person geäußert und folgen direkt aufeinander. Zwischen ihnen besteht eine *bedingte Relevanz*.

In einem asymmetrischen Gespräch ist der starke Part per se der Frager und der schwächere Part der Antwortende – was wiederum zum Erhalt der Asymmetrie beiträgt.

Fragen können verschiedenartig kategorisiert werden:

Tab. 6:
Frage und
Wirkung

Frageart	Wirkung	Beispiel	Mögliche Antwort
Offen	Erweiternd	„Warum nehmen Sie das an?"	Unendlich viele
Geschlossen	Abgrenzend	„Schmerzt es?"	„Ja" oder „Nein"

Tab. 7:
Frage und
Emotionalität

Frageart	Emotionalität	Beispiel	Mögliche Antwort
Kognitiv	Unbedeutend (sachlich)	„Wie lange?"	„Zwei Monate"
Affektiv	Groß (gefühlsaktivierend)	„Hat Ihnen das wehgetan?"	„Ich habe Angst"

Offene Fragen

Offene Fragen werden auch W-Fragen, Erweiterungs- oder Ergänzungsfragen genannt. Charakteristisch sind ein W-Fragewort (warum, wieso, wann, wo etc.) am Satzanfang und viele mögliche Varianten als Antworten. Im medizinischen Zusammenhang sind offene Fragen sinnvoll bei introvertierten Patienten („Was geschah dann?", „Warum ist dieser Punkt für Sie so wichtig?", „Wie hat Ihr Mann Ihnen beim Aufstehen geholfen?") und als fokussierendes Instrument („Was haben Sie sich gedacht, als die Schmerzen nun auch auf der linken Seite auftraten?"). Die Risiken einer offenen Frage liegen im Redeschwall als Antwort oder in einer diffusen Erwiderung, die eigentlich keine konkrete Antwort beinhaltet.

Geschlossene Fragen

Bei der Antwort muss man sich zwischen zwei *Möglichkeiten* entscheiden: ja *oder* nein. Deswegen werden sie auch Entscheidungsfragen genannt. Sinnvoll sind sie bei einem Gesprächspartner, der (zu) viel redet, oder wenn man eigene Vermutungen bestätigt *oder* entkräftet haben („Geht es Ihnen besser?", „Haben die Schmerzen zugenommen?") und schnell weiterkommen will. Nachteilig ist indes, dass der Gefragte sich eingeengt fühlt und dass in manchen Situationen ein Grauton der Wirklichkeit mehr entspricht als Schwarz-Weiß.

Der größte Nachteil der Ja-/Nein-Fragen allerdings liegt in deren nicht unbedeutender *suggestiver* Wirkung.

1992 drehte eine ElAl-Maschine wegen technischen Defekts kurz nach dem Start von Shipol zurück, schaffte es aber nicht bis zur Landebahn und flog in ein 11-stöckiges Wohnhaus, wobei 43 Menschen umkamen. Das Thema wurde intensiv von den Medien behandelt, kaum ein europäischer Fernsehsender, der nicht lange Szenen mit Flugzeugtrümmern und zerstörtem Wohnraum zeigte. Der Moment des Zusammenpralls zwischen Flugzeug und Wohnhaus war nicht gefilmt worden.

Zehn Monate später stellten holländische Psychologen Testpersonen die sinngemäße Frage: „Haben Sie im Fernsehen gesehen, wie das Flugzeug in das Wohnhaus flog?" In der ersten Studie antworteten 55% mit Ja, in einer Folgestudie sogar zwei Drittel.

Menschen tendieren allgemein dazu, Informationen, die sie hören, sehen oder lesen, mehr oder weniger *kritiklos* in das eigene Erinnerungssystem zu *integrieren* [vgl. Nuber 2004]. Geschlossene Fragen können also durchaus ein so starkes suggestives Moment haben, dass sie (unwissentlich, aber nicht unwesentlich) falsche Antworten provozieren.

Kognitive Fragen

Wo Sachlichkeit gefragt ist, ist eine kognitive Frage angebracht, vorausgesetzt, ihr Inhalt ist klar und sachbezogen. Die Antwort kann relativ *kurz* ausfallen, gibt dem Gefragten aber dennoch eine gewisse Differenzierungs- und Erklärungsmöglichkeit und das Gefühl, sich in relativ kurzer Zeit angemessen ausdrücken zu können. Beispiel: „Gibt es Positionen, die Ihre Schmerzen lindern?", „Im Liegen spüre ich keine Schmerzen."

Kognitive Fragen werden auch *konfrontierende Fragen* genannt, denn mitunter kann die sachliche Klärung einer Lage durchaus in einer Konfrontation enden. „Sie haben zwei Mal angedeutet, ich hätte Ihnen immer zu wenig Zeit zugebilligt, können Sie mir das näher erklären?"

Konfrontierende Fragen

Affektive Fragen

Affektive Fragen sollen Hintergründe auf der Gefühlsebene erhellen. Es geht um Gefühle, die ein bestimmtes Verhalten verursachen oder verursacht haben. Gefühle in Worte zu fassen ist generell nicht leicht. Einerseits finden sich die Worte oft schwer, andererseits gehört ein beachtliches Vertrauen dazu, seine Gefühle zu erkennen und offen zu benennen – ein *Vertrauen* nicht nur in sein Gegenüber, sondern auch in sich selbst, nämlich das Vertrauen, dass man stark genug ist, mit seinen eigenen Gefühlen umzugehen.

Alternativfragen

0 oder 1? Die Alternativfrage gibt die Wahl zwischen zwei vorgeschlagenen Alternativen:

◢ Möchten Sie den Termin am Mittwoch oder am Freitag?
◢ Treffen wir uns im Café oder im Restaurant?
◢ Möchten Sie weiterhin Schlaftabletten oder wollen Sie es mal ohne versuchen?

Bei entscheidungsschwachen Menschen können sie von Wert sein, und zwar sowohl für den einen wie den anderen. Auch in Situationen, wo das Wesentliche bereits gesagt ist, die Daten für die Entscheidung genannt sind, aber man nicht fertig wird – auch da kann eine Alternativfrage sinnvoll sein.

Der Nachteil der Alternativfrage ist, dass sie nur die Wahl zwischen zwei Entscheidungen lässt. Es gibt wenige Situationen, wo die Anzahl der Möglichkeiten auf zwei beschränkt ist.

Bedeutung Fragen sollen grundsätzlich nur gestellt werden, wenn ihre Antwort eine *Bedeutung* haben kann. Eine Frage, deren Antwort – egal, wie sie ausfällt – nicht das Wissen in einer Angelegenheit konkret erweitert und damit die Grundlage für Entscheidungen verbessert, ist überflüssig. Nicht nur das, sie kann, mit Recht, vor allem in asymmetrischen Gesprächen (in denen die persönlichen Fragen überwiegend vom dominierenden Gesprächspartner gestellt werden), vom Gefragten als schlichte Neugier und unbefugtes Eindringen in die persönliche Sphäre aufgefasst werden.

Pseudofragen

Bei zwei Arten von Fragen ist die Antwort eher von akademischem Interesse:

Frage	Wirkung	Beispiel	Mögliche Antwort
Rhetorisch	Bremsend oder keine	„Wer kennt nicht …"	De facto keine
Suggestiv	Bedrängend	„Sie sind doch auch …"	Im Prinzip nur: „Ja"

Tab. 8:
Fragen,
die keine sind

Rhetorische Fragen

Rhetorische Fragen zeichnen sich dadurch aus, dass sie keiner Antwort bedürfen, denn der Fragende kennt sie bereits und ist nicht selten sogar der einzige, der sie kennt. Sie werden gebraucht, um Spannung zu erzeugen und – wie jede Frage, egal welcher Art – um den Fokus zu setzen.

Antwort bekannt

Das Ziel verfehlen kann eine rhetorische Frage, wenn sie als Ergänzungsfrage aufgefasst wird und die Antwort dementsprechend ausfällt.

„Wie sollen wir sonst in zwei Jahren 200.000 Euro Umsatz machen?", fragt der Geschäftsführer seinen Prokuristen kurz vor der Vertragsunterzeichnung. Dass der Vertrag Versprechen enthält, die nicht gehalten werden können, ist beiden klar. Gemeint ist: Wir haben keine Wahl, wir müssen unterzeichnen – und zwar ohne weitere Diskussion. Wenn der Prokurist die Frage als eine Ergänzungsfrage auffasst und antwortet: „Indem wir saubere Arbeit leisten und nichts versprechen, was wir nicht halten können.", dann hat der Fragende sein Ziel verfehlt und muss sich, will er seine Glaubwürdigkeit wahren, auf eine Diskussion über Werte einlassen.

Suggestivfragen

Eine Suggestivfrage wird so gestellt, dass dem Gefragten die Antwort quasi in den Mund gelegt wird:
- Sie sind doch auch dafür, dass wir gesünder leben?
- Umweltschutz ist doch auch Ihnen ein Bedürfnis, oder?
- Sie wollen doch auch nicht auf Ihren Bonus verzichten?

Manipulation   Glasklar ist die Antwort vorgegeben, und sie kann ohne Differenzierung ausgesprochen werden, ja, eine solche ist gar nicht erwünscht. Häufig sind die Worte „doch" und/oder „auch", bzw. ihre Negationen „doch nicht" bzw. „auch nicht" in Suggestivfragen enthalten.

Suggestivfragen sind gefährlich. Sie sind manipulierend, was nicht immer *unmittelbar* bemerkt wird, auf Dauer allerdings selten unbemerkt bleibt. Sobald der Gefragte die Manipulation durchschaut, richtet er nicht selten aggressive Gefühle gegen den Frager.

Auch in anderer Hinsicht können sie gefährlich werden, und zwar, wenn man sich selbst nicht dessen bewusst ist, eine Suggestivfrage gestellt zu haben. So führen in der Anamnese „bejahte Vorschläge" oft auf eine falsche Fährte.

... auch eine Möglichkeit

Unbeantwortet   Fragen können *unangenehm* sein. Sie können jemanden in eine Situation bringen, in der er sich zwischen Ehrlichkeit und Lüge entscheiden muss, einfach, weil die ehrliche Antwort provozierend, verletzend oder schlichtweg gemein ist. Fragen können auch verletzend und *persönlich* sein und so weit in die Intimsphäre eingreifen, dass der Gefragte kein Bedürfnis hat, sie zu beantworten.

In solchen Fällen gibt es die Möglichkeit, die Antwort zu verweigern. „Diese Frage werde ich nicht beantworten" ist auch eine Antwort. Je nach Bereitschaft kann die Ursache mit genannt werden (z.B. „sie ist mir zu persönlich"), aber an sich ist die Information „keine Antwort zu dieser Frage" auch ohne Erklärung legitim.

Aufmerksamkeit

Fokus   Dass Aufmerksamkeit die Richtung und Tiefe eines Gesprächs beeinflusst, ist eine Erfahrung, die wir täglich machen, wenngleich unbewusst. Wenn wir unsere Aufmerksamkeit auf einen bestimmten Teil des Gesprächs richten, rücken wir diesen ins Zentrum und betrachten ihn genau. Das Heisenberg'sche Gesetz der Quantenmechanik gilt auch hier: Indem wir ein Objekt betrachten, üben wir Einfluss darauf aus.

Auch *fehlende* Aufmerksamkeit hat Wirkung auf ein
Gespräch: Indem ich eine Äußerung oder Erklärung ohne verbale oder nonverbale Reaktion passieren lasse, ordne ich ihr eine
untergeordnete Bedeutung bei. Noch klarer wird dies bei einer
Frage, die ich nicht einmal ansatzweise beantworte – und auch
nicht darauf aufmerksam mache, dass keine Antwort mehr folgt.

... oder auch nicht

Ziehe ich meine Aufmerksamkeit vom Gespräch als solchem
zurück, gebe ich zu erkennen, dass ich *meiner* Meinung nach die
Zeit für gekommen halte, das Gespräch zu beenden. Es gibt viele Möglichkeiten, auf welche Weise sich nachlassendes Interesse
zeigen kann: auf die Uhr schauen, sich mit anderen Dingen
beschäftigen, während der Gesprächspartner redet, Kugelschreiber und Papierblock auf dem Schreibtisch ordnen etc. Generel-
les Desinteresse kann daran erkannt werden, dass nicht (mehr)
auf die Standpunkte, Kommentare, Meinungen oder – am
schlimmsten – Gefühle des anderen eingegangen wird.

„Kerzenlöscher" und „Türöffner"

Es gibt Gespräche, die flüssig, geistreich und interessant sind,
und plötzlich fühlen sich die Gesprächsteilnehmer nicht mehr
wohl dabei und sind irritiert. Was also ist passiert?

Andere wiederum wollen nicht recht in Gang kommen, verlaufen träge oder sind geprägt von Misstrauen und Verdruss,
und irgendwann entwickelt sich trotzdem daraus eine Atmosphäre von Akzeptanz, Offenheit und Ehrlichkeit.

Es gibt Elemente, die dazu führen (oder zumindest dazu beitragen), dass ein Gespräch eine negative oder positive Wendung
bekommt. Einige dieser Punkte sollen im Folgenden genannt
werden.

Kerzenlöscher

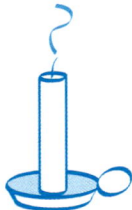

„Spoiler" oder „Road Block" heißt es in Englisch. Im Dänischen gibt es das Wort „lyseslukker", das wörtlich übersetzt „Kerzenlöscher" bedeutet. Ein „lyseslukker" ist jemand, der gute Ideen im Keim erstickt, Hoffnungen nimmt, Mut und Zuversicht zunichte macht – der ganz einfach dazu beiträgt, dass Gespräche scheitern. Man könnte sie als Spielverderber oder Miesmacher bezeichnen.

Pseudo-Zuhören

Anita trifft Erna auf der Straße. „Wie geht's?" „Na, Jan hat es nicht gut, nachdem ihm gekündigt wurde. Er ist seither …" Weiter kommt Erna nicht, denn hier muss sie tief Luft holen, und das nutzt Anita, sie zu unterbrechen: „Das kenne ich! Männer! Als Thomas vor drei – oder waren es vier, nein, ich glaube, es waren doch drei, ist ja auch egal – also als Thomas vor drei Jahren arbeitslos wurde, also damals wurde er ganz unmöglich. Bis wir den Hund bekamen! Aber danach …"

Nicht zu-gehört Anita hört gar nicht zu. Sie hört nur Ernas Einleitung und findet blitzschnell in ihrem eigenen Gedächtnis eine nach *ihrer* Meinung analoge Situation. Gleichzeitig will sie demonstrieren, dass sie den Kern von Ernas Worten längst erfasst und etwas Entsprechendes und, wiederum nach *ihrer* Meinung, Bedeutungsvolleres erlebt hat, etwas, was Erna „trösten" kann, und von dem sie und Jan etwas lernen können.

Nur hin-gehört Jeder kennt die Situation: Es wird nicht *zugehört*, es wird nur *hingehört*. Herz und Verstand des *so genannten* Zuhörers konzentrieren sich darauf, was *geantwortet* werden soll, sobald sich die Gelegenheit bietet. Sie bietet sich spätestens dann, wenn der Redende atmen muss. Es ist eine hervorragende Methode, zumindest drei Fakten zu sichern:

- ◢ Distanz – Nähe entsteht nicht
- ◢ die Zeit verstreicht unkonstruktiv
- ◢ der Unterbrochene fühlt sich nicht verstanden

„JaAber" + „NeinAber" = „JeinAber"

Nichts-sagend Nein, es ist kein Druckfehler: kein Leerzeichen, keine Pause existiert zwischen Ja/Nein und Aber! Hören Sie sich Diskussionen

und Interviews an, in den Medien, in Talkshows: „JaAber ...",
„NeinAber ..." etc.

Eigentlich sagen die zwei Wörter nicht nur das Gleiche, sondern dasselbe: Das eine sagt Ja bzw. Nein, aber unmittelbar danach kommt ein Aber, das das Ja (bzw. Nein) unter nicht näher definierten Umständen zurücknimmt. Was herauskommt, ist ein „Weder-noch", das weder das eine noch das andere sagt. Alles, was in diesem Zusammenhang über „JaAber" geschrieben ist, gilt ohne Ausnahme und Modifikation auch für „NeinAber".

„JaAber" kommt entweder als Antwort auf eine geschlossene Frage oder als Stellungnahme zu einer Meinung, einem Vorschlag, einer Idee. Mit der ersten Silbe, dem Ja, wird Einigkeit demonstriert, was allemal *bequemer* ist als zu erklären, *worin* eine Uneinigkeit besteht.

„Jaaaaaaaaaa ..."

Mit dem Aber wird der soeben ausgesprochenen Zustimmung ein *Vorbehalt* zugeordnet, der *nicht spezifiziert* wird: Es wird nicht klargestellt, unter welchen Bedingungen das Ja *nicht* gilt. Und somit kann der „JaAber-Mensch" jederzeit auf sein Aber zurückgreifen, wenn das Ja sich als unbequem erweisen sollte.

„... aaaaaaaber"

Es gibt Kommunikationsforscher, die bei den „JeinAber" *mitzuzählen* empfehlen: Beim fünften Mal kann man getrost stoppen: Es kommt nichts Positives beim Gespräch heraus. Wo nach der Lösung eines Problems gesucht wird, sind wiederholte „JeinAber" vom „Problembesitzer" ein Indiz dafür, dass er gar nicht an einer Lösung interessiert ist, sondern vielmehr „beweisen" will, dass es keine gibt. Lösungen erfordern oft ein verändertes Verhalten, und gerade dieses erspart er sich, wenn er sie umgeht.

Maximal 5 x

..., aber ...

Auch das Wort „aber" an sich ist ein paar Überlegungen wert.

Sinnvoll ist die Anwendung von „aber", wo eine erkannte oder vermutete *Kontinuität* gebrochen wird, z.B.: „Sie ist immer präzise, aber nicht heute."

Sinnvoll

Häufig wird die Konjunktion „aber" jedoch *ohne* logischen Zusammenhang gebraucht. „Er ist streng, *aber* gerecht" ist im Grunde der gleiche Nonsens wie: „Es ist wärmer auf dem Lande

Sinnlos

als im Sommer". Sinn würde der Satz nur machen, wenn strenge Menschen in der Regel ungerecht wären. Das Aber legt in solchen Satzkonstruktionen einen *manipulierenden Zusammenhang* zwischen die zwei Begriffe: einen im Kern der Sache nicht existierenden Zusammenhang – aber (!) das erkennen wir nur, wenn wir den Satz analysieren, was wir in der Regel nicht tun. Meistens akzeptieren wir das Aber und den dahinter liegenden „Zusammenhang", der oft beides zweifelhaft und moralisierend ist.

Verniedlichung

Die verniedlichende Wirkung ist ein Teil des manipulierenden Zusammenhangs. Mit Aber wird eine Relation hergestellt, die den Satzteil vor dem Aber in seiner Bedeutung zu dem Satzteil *nach* dem Aber abschwächt. Und gerade diese abschwächende Bedeutung wirkt in so manchem Zusammenhang wie ein „Kerzenlöscher". „Du bist sehr gut vorbereitet, aber das ist auch notwendig." Das Aber verkleinert die Anstrengung, die in der Vorbereitung gesteckt hat; es liegt ein implizites „Das-fehlte-auch-noch" darin.

Wenn jemand über sein eigenes Verhalten redet und dabei das Negative vor das Aber stellt, versucht er eine entschuldigende Erklärung für die eigenen Mängel zu geben: „Ich komme leider zu spät, aber ich kam in einen Stau." Intendierte Botschaft: Ich bin für meine Verspätung nicht verantwortlich, es war der Verkehr ...

Bagatellisieren und „Trost"

Wirklichkeitsfremd

Es gehört zu den menschlichen Eigenschaften, dass Auseinandersetzungen mit anderer Leute Kummer, Not und Hilflosigkeit Unwohlsein auslösen. Das gilt auch für Menschen, die im Gesundheitswesen arbeiten. Vor allem dann, wenn selbst kein Ausweg gesehen wird, kann die Versuchung des Zudeckens und Bagatellisierens groß sein.

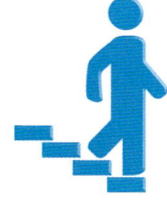

- ◢ Das haben Sie nicht verdient!
- ◢ Das Leben ist ungerecht.
- ◢ Du wirst sehen, es wird schon gehen.
- ◢ Es könnte doch (noch) schlimmer sein.
- ◢ So ist das Schicksal nun mal.
- ◢ Wer weiß, wozu es gut ist.

Solche *Phrasen* sind billig, und ihr Wert ist dementsprechend: bestenfalls plus/minus null, häufiger jedoch negativ: Die Botschaft, die verstanden wird, ist: „Hör auf, ich mag nicht mehr davon hören!"

Wertlos

In unserer Unbeholfenheit gegenüber Menschen in schweren Situationen denken wir manchmal, es sei hilfreich, sie auf anderes, noch größeres Leid hinzuweisen, aber das wirkt selten – wenn es helfen soll, muss es von innen kommen.

Ungeduld des Herzens

„Ein Klagelied ist ein Lied zum Zuhören – nicht ein Aufsatz zum Korrigieren", sagt der dänische Dichter Benny Andersen, und die Klagelieder der Menschen haben mehr Verse als das Gesangbuch. Es gibt Situationen im Leben, wo es keinen Trost gibt. Sich nicht dieser Trostlosigkeit zu *stellen* oder Trost zu heucheln, wo es keinen Trost gibt, ist Hohn.

Klagelieder

„Gute Ratschläge"

Ein unerbetener Ratschlag hat nur selten einen positiven Effekt, vor allem dann nicht, wenn er mit den Worten „einfach", „eben" oder „nur" verbunden ist. Die meisten Probleme unserer Zeit sind so komplex und miteinander verzahnt, dass es zu den Ausnahmen gehört, sie „einfach eben nur so" lösen zu können. Außerdem kann davon ausgegangen werden, dass derjenige, der ein Problem hat, sich schon Gedanken gemacht hat, wie er es *mit seinen Ressourcen* lösen kann. Der Ratschlag, den Sie anbieten, wird vielleicht aus Gründen verworfen, die Sie bei Ihrer Betrachtung weder gekannt noch in Erwägung gezogen haben.

Wenn sich ein Mensch mit Problemen an jemanden wendet, ist das Wichtigste für ihn, ernst genommen zu werden. Das setzt voraus, *gehört zu werden.* Dazu gehört nicht einmal notwendigerweise, verstanden zu werden oder „Recht" und schon gar nicht Ratschläge zu bekommen.

Ernst genommen werden

Unerbetene Ratschläge zu geben ist oft ein Ausdruck von Selbstüberschätzung und in vielen Fällen nichts anderes als eine billige Art, eine Sache, die einem unangenehm und unbequem ist, schnell vom Tisch zu bekommen.

Anders kann es sich verhalten, wenn der Gesprächspartner um einen *spezifischen* Rat bittet, wie er sich in einer speziellen Situation verhalten soll, eine Begebenheit, die im Patientengespräch sehr wohl vorkommt. Hier wird de facto Wissen, das der

Ausnahmen

Fragende selbst nicht hat, erbeten, und diese Tatsache unterscheidet sich von den anderen Fällen.

Fragen   Was können Sie tun, wenn Sie nach bewusster und kritischer Analyse des geschilderten Problems eine Lösung sehen, die der Gesprächspartner offenbar noch nicht in Betracht gezogen hat, die aber für ihn von Wert sein könnte? In dem Fall sollten Sie ihn fragen: „Möchten Sie einen Rat?", und wenn die Frage Ihnen zu zudringlich erscheint (was in einem asymmetrischen Gespräch der Fall sein kann), können Sie noch anfügen: „Es steht Ihnen frei, ihn zu befolgen oder nicht." Die Antwort – und vor allem der nonverbale Anteil der Signale – gibt Ihnen die Information, ob Ihr Rat erwünscht ist oder nicht.

Zusammenhänge   Dass Rat*schläge* in vielen Fällen *nicht* rat*sam* sind, hat seinen Grund: Um ein Problem darzustellen, muss ich es in Signale umwandeln (s. Abb. 2, S. 8). Dieser Prozess zwingt mich zunächst, das Problem zu *präzisieren*. Das führt manchmal dazu, dass ich das *Problem* als solches erst richtig erfasse und/oder den *Kern des Problems* in einem neuen Licht sehe. Ganz sicher aber komme ich während dieses Prozesses dazu, das Problem neu zu *formulieren*. Damit eröffnet sich möglicherweise ein neuer Lösungsansatz. Letztendlich ist eine von mir selbst erarbeitete Lösung mehr wert als eine von außen angebotene.

Du-Botschaften

Zuhören?   Worte – die verbalen (und dazugehörigen vokalen) Signale – haben entscheidenden Einfluss darauf, *ob* und *wie* sie gehört werden:

- ◢ offen und positiv, mit der Botschaft im Fokus
- ◢ verstockt und negativ, mit dem Fokus auf eine möglichst schnelle Antwort

Die Mehrzahl der Menschen hat es schon erlebt, sich in einer Diskussion oder einem Gespräch verletzt, ungerecht behandelt oder missachtet zu fühlen. Eigentlich würde man gerne weiterkommen, loyal diskutieren, achtsam miteinander reden. Aber der Gesprächspartner benutzt Wendungen, die mich pauschal verurteilen: „*Du* bist immer ...", „*Du* solltest mal ...", „*Du* tust nur ..." oder (als Variante) „*Man* kann doch nicht ..." – worauf ich kurze Zeit später selbst mit Pauschalverurteilungen reagiere: „Wenn *du* nicht ...", „*Du* bist auch ...". Dann geht es nicht

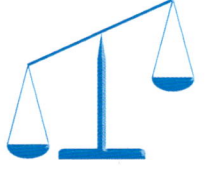

(mehr) darum, gemeinsam die Zukunft zu gestalten, sondern sich gegenseitig die größten Fehler in der Vergangenheit vorzuwerfen.

Du-Botschaften (bei der Sie-Anredeform können sie auch als Sie-Botschaften bezeichnet werden) haben am Satzanfang oft ein Du – daher der Name. In der Regel sind sie unnuanciert, generalisierend und drücken negative und universelle *Postulate* und Mängel aus. Es wird die ganze Person verurteilt, anstatt die einzelne Handlung zu beurteilen. Wörter wie *alles, nichts, nie, immer, wieder, nur, jedes Mal, ausnahmslos etc.* kennzeichnen die Du-Behauptungen und unterstreichen gleichzeitig, wie unzutreffend und unwahr sie sind: Ungeachtet dessen, wie häufig ich z.B. nicht zur vereinbarten Zeit komme – dass ich *nie* pünktlich bin, stimmt nicht.

Du-Botschaften dienen auch dazu, Verantwortung von sich zu schieben. Die Ursache für Dinge, die nicht harmonisch laufen, wird dir angelastet, denn „*Du* bist immer/nie/wieder/nur/ …"

Flucht aus der Verantwortung

Die Botschaft auf zweiter Ebene lautet: „Schäm dich!"

Du-Botschaften können jedes Gespräch abwürgen. Mit Formulierungen wie „Das kannst du doch nicht meinen" werden Einstellungen abgestempelt. Der Sprechende erhebt sich zum universellen Richter über den Empfänger. Gibt es aber jemanden, der dazu berechtigt ist? So ist es kein Wunder, dass Du-Botschaften als verletzend erlebt werden.

„Galgen-Transaktionen"

Zunächst ein paar Beispiele:

◢ Ein Diabetiker, dessen mangelhafte Compliance angesprochen wird, erklärt gänzlich unengagiert und zum x-ten Mal: „Ich werde es in Zukunft besser machen" – und bekommt von seinem Arzt ein nachsichtiges Lächeln, sonst nichts.

◢ Ein Fernfahrer, dessen familiäre Existenz von seinem Führerschein abhängt, lässt lässig und mit unverhohlenem Lächeln die Bemerkung fallen, er sei „wieder in schlechte und feuchte Gesellschaft gekommen", aber ohne erwischt worden zu sein – und erhält von seinem Nachbarn die Antwort: „Na, das kann ja jedem mal passieren."

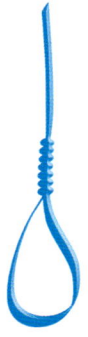

◢ Die Kollegin, deren finanzielle Lage katastrophal ist, kauft sich trotzdem ein Armani-Kostüm – und erntet Bewunderung und Interesse dafür.

Galgen-Transaktionen sind Äußerungen, die Verständnis und Akzeptanz für destruktives Verhalten signalisieren.

Der Begriff stammt aus dem Vokabular der Transaktionsanalyse, in der ein Gespräch als Transaktion bezeichnet wird.

Galgen-Transaktionen stehen zwischen Spielverderbern und Türöffnern: Sie stoppen zwar das Gespräch nicht, im Gegenteil, aber sie täuschen großes Verständnis vor, was auf Kosten von Ehrlichkeit und Engagement geschieht, denn das *Verständnis* hat keine Substanz, es ist *vorgegaukelt*.

Ein wirkliches Verständnis existiert also nicht. Verständnis entgegenzubringen hieße zu argumentieren, auf den anderen einzugehen und möglicherweise die Konfrontation mit ihm zu riskieren – dazu allerdings fehlt die Bereitschaft, denn man

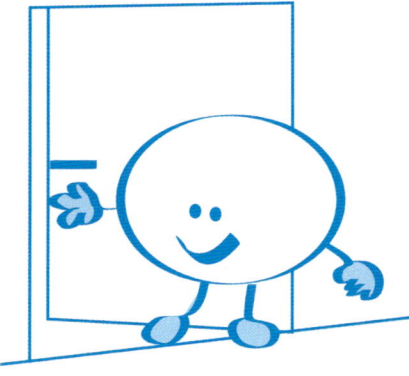

glaubt nicht an (s)einen Einfluss, sondern signalisiert auf verbaler und/oder nonverbaler Ebene vielmehr eins: „*Mir* ist es egal. Ich will mich mit deinen Sorgen nicht auseinander setzen." Was bemerkenswert und entscheidend ist, sind vor allem die nonverbalen Signale: der bewundernde Blick, wo es nichts zu bewundern gibt, das Lächeln, wo es nichts zu lachen gibt.

Mit Galgen-Transaktionen wird destruktives Verhalten verstärkt. Das Lächeln, der Blick oder das Bewundern kann als Akzeptanz ausgelegt werden.

Türöffner

Trost

Wahrer Trost   Von (vermeintlichem) „Trost" war schon die Rede. Von (wahrem) Trost *ohne* Anführungszeichen soll in diesem Abschnitt die Rede sein.

Trost heißt *nicht*, dem Traurigen auf die Schulter zu klopfen und die Augen vor einer finsteren Zukunft zu verschließen, sondern zusammen mit ihm der Wirklichkeit ins Auge zu schauen – *auch* wenn es schwer ist und schmerzt. Wahrer Trost gibt Raum für Gefühle, die bedrücken und wehtun, setzt ihnen aber keine Grenzen, sondern gibt ihnen einen *Rahmen* und das Recht zu existieren und geäußert zu werden. Wahrer Trost ist „ein Kontakt, der auf einer gemeinsamen Erkenntnis der gegebenen Wirklichkeit beruht“. Er ist „eine gewisse Art, sich seinem Mitmenschen gegenüber zu verhalten ... ein Verhalten, in dem man dem anderen gibt, was er oder sie *braucht* – nicht wozu er oder sie sich verdient gemacht hat“ [Falk 2001, S. 37].

Trost kann matte Augen zum Leuchten bringen.

Ich-Botschaften

Ich-Botschaften, das positive Pendant zu den Du-Botschaften, sind Botschaften, in denen der Sender offen seine *eigenen Gefühle* ausdrückt.

Der Unterschied kann in einem Wort ausgedrückt werden: *Kompetenz.* Wenn ich eine Ich-Botschaft sende, mache ich eine Aussage über mich selbst, und wer ist kompetenter als ich selbst, wenn es um meine Gefühle geht? Wenn mein Gegenüber behauptet: „Ich empfinde dein Verhalten herablassend!“, kann es durchaus sein, dass ich ihm nicht folgen kann, aber ich muss akzeptieren, *dass es so ist und er es so empfindet.* Ich bin nicht für seine Meinungen und Gefühle verantwortlich, wiewohl mein Verhalten für sie eine Rolle spielen kann. Dennoch – auch wenn ich ausgesprochene Auffassungen und Empfindungen nicht begreifen kann – ich habe kein Recht zu behaupten, sie seien nicht real.

Gefühls-kompetenz

Aussage	Kompetenz	Wirkung	Beispiel
Ich-Botschaft	Hoch	Positiv oder neutral	„Ich fühle mich vernachlässigt, wenn du einen Anruf nach dem anderen für wichtiger hältst als unseren Gedankenaustausch.“
Du-Botschaft	Niedrig	Negativ	„Du findest alles andere wichtiger als mich.“

Tab. 9: Ich- und Du-Botschaften im Überblick

Selbstkritik und Entschuldigung

Errare humanum est

Irren ist menschlich – aber es ist unwürdig, die Augen vor den eigenen Fehlern zu verschließen. Wir machen Fehler und sehen auch, dass wir sie gemacht haben, aber wenn es ans *Eingestehen* geht, sind wir nur selten um ein Verständnis erheischendes „JeinAber" verlegen.

Fehler eingestehen?

Und was lassen wir so genannten Profis im Gesundheitswesen uns von anderen erzählen? Wo es in unseren Fortbildungsveranstaltungen um begangene Fehler geht, empfehlen uns die Juristen, *nie* einen Fehler einzugestehen, der sich nicht objektiv beweisen lässt, auch nicht wenn wir ihn eindeutig subjektiv erkennen und erleben. Vielleicht wird es nicht ganz so deutlich ausgesprochen, aber es ist genau *die* Botschaft, die anschließend beim Kaffee im Foyer diskutiert wird.

Verantwortlichkeit

Juristen haben ihre Erfahrungen aus dem Gerichtssaal, und vielleicht haben sie *da* Recht. Was ihnen fehlt, sind die Erfahrungen aus der Sprechstunde, in der sich Arzt und Patient begegnen. Es wäre Hohn, wenn ich einem Patienten gegenüber auf meiner Unfehlbarkeit bestehen wollte, nachdem ich ihn offensichtlich verletzt habe und mein Fehlverhalten mir auch bewusst ist. Vielleicht hält meine Erfahrung juristisch nicht stand, aber menschlich steht sie auf festen Füßen. *Zu seinen Fehlern zu stehen*, „Entschuldigen Sie bitte" zu sagen und dem Patienten mit einem Es-tut-mir-Leid in die Augen zu sehen, bietet die größte Chance für einen gemeinsamen und ehrlichen Weg in die nahe Zukunft und überwindet Ungerechtigkeiten und Unstimmigkeiten der Vergangenheit. Nur so kann ich auch morgen noch getrost in den Spiegel schauen. So manche Klage würde damit überflüssig, wie ich glaube.

Ja! und Nein!

Es kann passieren, dass man sich in einem Gespräch dermaßen verheddert, dass der Ruf nach einem glasklaren „Ja" oder einem felsenfesten „Nein" in der Luft liegt. Ein Ja! *oder* ein Nein! – ohne jeden Vorbehalt – gemäss dem Bibelwort „Es sei aber eure Rede: Ja, ja! Nein, nein! Was darüber hinausgeht, ist vom Bösen." [Bibel, Math. 5,37] Kommt dies „Ja" *oder* dies „Nein" dann ohne Zittern und Wanken, dann kann es *das* Wort sein, das die Tür zum Weiterkommen öffnet. Und durch diese Tür kann nun gemeinsam geschritten werden.

Humor

Humor heißt, etwas von einer anderen Seite zu sehen – wobei wiederum nicht jeder Blick aus einer anderen Perspektive Humor ist! Gerade in verfangenen Gesprächen geraten die Gesprächspartner oft in eine Lage, alles viel zu ernst zu nehmen, aus der sie nicht herauskommen. Was sie vor allem sehr ernst nehmen, ist der *eigene* Standpunkt.

Wem es gelingt, seinen eigenen Standpunkt aus einem anderen, weniger ernsten Blickwinkel zu betrachten, hat schon viel erreicht. Wer der Betrachtung noch eine humorvolle Komponente abgewinnen kann, hat noch mehr gewonnen. Wer es dann noch fertig bringt, über sich selbst zu schmunzeln („sich auf die Schippe zu nehmen"), legt damit nicht selten den Grundstein für ein *gemeinsames* Lachen.

Gemeinsam lachen

Gemeinsam über etwas zu lachen hat einen reinigenden Effekt. So ist eine gemeinsame Plattform geschaffen, von der aus man *zusammen* weiter operieren kann. Sogar sehr festgefahrene Situationen können sich durch Lachen entspannen. Lachen ermöglicht den Gesprächsteilnehmern, eine Basis zu finden und optimistisch nach vorn zu schauen.

Humor kann allerdings auch gänzlich fehlschlagen, und zwar dann, wenn der Gesprächspartner das Gefühl hat, nicht ernst genommen zu werden. Ist man im Zweifel, ob Humor angebracht oder fehl am Platz ist, empfiehlt sich *kein* Versuch, es herauszufinden. Humor *kann* riskant sein, wenn er als Ironie oder gar als Sarkasmus aufgefasst wird.

Einigkeit – wie weit?

Schwierige Diskussionen können mit einem Y oder einem T verglichen werden: Ein Stück des Weges geht man miteinander … und plötzlich führen die Wege auseinander. Beim Y ist es ein langsamer, fast unmerklicher Vorgang, beim T geschieht die Trennung abrupt. Die gemeinsame Wanderung auf der Hauptstraße ist vorbei, und jeder befindet sich auf einer Abzweigung. Oft ist die Spaltung für beide nicht erklärbar, sie konstatieren nur, dass sie keinen gemeinsamen Nenner mehr haben.

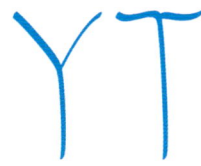

Wesentlich ist, wenn darauf Wert gelegt werden soll, gemeinsam weiterzugehen, dass beide wissen, *wo genau* die Hauptstraße verlassen wurde. So kann es ratsam sein, sich zur

Kreuzung zurückzubewegen, um herauszufinden, wie weit die Einigkeit reichte bzw. wo die Uneinigkeit *begann*. Von diesem Punkt aus können vielleicht ganz andere, viel versprechende Wege für eine erneute gemeinsame Wanderung gefunden werden.

Zuhören

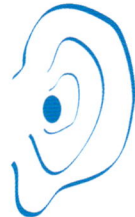

Wenn sämtliche Türöffner-Möglichkeiten ausgeschöpft sind und das Gespräch dennoch zu scheitern droht, gibt es einen Joker, der (fast) immer sticht und endlos gebraucht werden kann: das Zuhören.

Zuhören ist risikofrei: Man kann es gar nicht übertreiben. Denken Sie, lieber Leser, jetzt an Menschen, die zu viel reden. Ihnen werden sofort einige einfallen. Aber kennen Sie einen – auch nur einen – der *zu* viel zuhört?

Reden, Lesen und Schreiben haben wir über Jahre hinweg mühselig gelernt. Im vierten Element der Kommunikation, dem Zuhören, hat kaum jemand Unterricht erfahren.

Man sagt, wir haben zwei Ohren und einen Mund, damit wir doppelt so viel zuhören wie reden.

Es gibt viele Arten des Zuhörens, die wichtigsten sollen im Folgenden vorgestellt werden.

Passives Zuhören

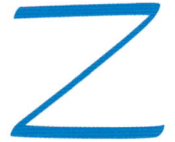

Passives Zuhören bedeutet *mehr* als nichts sagen. Wenn mir jemand zuhört, ohne mich mit enervierenden Fragen zu unterbrechen, mir Ratschläge zu geben, ohne auf Unstimmigkeiten und zweifelhafte Zusammenhänge hinzuweisen und ohne mir seine Meinungen oder gar Urteile aufzwingen zu wollen, kann das ein ganz wunderbares Erlebnis sein.

Die Betonung liegt auf dem letzten Wort: Zuhören – mit großem, großem, ganz großem Z.

Auch der Stille zuzuhören, gehört zum passiven Zuhören. „Attentive silence" heißt, geduldig und aufmerksam abzuwarten, wenn keine Worte gesprochen werden.

Aktives Zuhören

Der Begriff wurde vom amerikanischen Psychologen Carl Rogers geschaffen und von seinem Landsmann Thomas Gordon zur operativen Methode entwickelt. Aktives Zuhören kann *jederzeit, überall* und *von jedem* angewandt werden. Es sichert *aktiv* das korrekte Verstehen, daher der Name.

> *Aktives Zuhören ist ein Prozess, in dem sich der Empfänger der Signale mit einer Kontrollfrage an den Sender sichert, dass er die Botschaft richtig verstanden hat.*

Definition

Aktives Zuhören ist sinnvoll, wenn Entscheidungen getroffen werden sollen, und zwar *bevor* sie getroffen werden. So geht der Empfänger sicher, die Signale korrekt zu *deuten*, d.h., er *weiß, wozu* er Stellung nimmt, denn durch aktives Zuhören wird dem Sender die Möglichkeit gegeben, die Signaldeutung zu korrigieren.

Anwendung

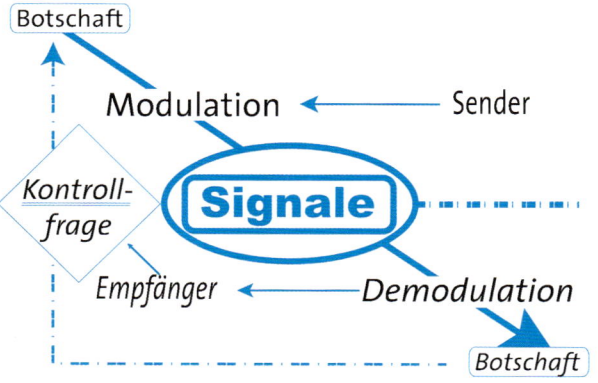

Abb. 6:
Aktives Zuhören

Meine Frau fragt mich, ob ich Lust habe, heute Abend ins Restaurant essen zu gehen. Ich deute die Äußerung als ein Signal, dass sie andere Gesichter sehen möchte. Meine Kontrollfrage: „Du möchtest unter Leuten sein?" zeigt, dass ich mit meiner Interpretation falsch liege. Eigentlich möchte sie lieber zu Hause bleiben, hat nur keine Lust, Essen zu kochen.

Das aktive Zuhören fokussiert auf die Absicherung des sinngemäßen Deutens der Signale (im Sinne des Senders). Es ist eine Methode, Gewissheit zu erlangen, ob der Kern einer Botschaft erfasst wurde. Gleichzeitig gibt sie die Möglichkeit der Korrektur.

Empathisches Zuhören

Mit empathischem Zuhören will der Zuhörer nichts anderes erreichen, als dem Sender die Möglichkeit zu geben, *gehört* und *ernst genommen* zu werden.

Oft reicht es schon, wenn einem ehrlich und geduldig zugehört wird. Ein aufmerksamer Zuhörer, ein mitfühlendes Lächeln, ein zaghaftes Streicheln über den Handrücken, ein freundlicher Blick und vielleicht eine stille Aufforderung weiterzusprechen kann alles sein, was sich ein Mensch wünscht. Bei unheilbar Kranken ist es nicht selten das Einzige, was man als Mensch bieten kann; noch häufiger ist es das Beste, was man bieten kann.

Inhalt und Konzentration

Empathisches Zuhören heißt nicht, den anderen einfach losreden zu lassen. Es erfordert Konzentration und Zielbewusstsein. Das Ziel besteht darin, dem Mitmenschen die Möglichkeit zu geben auszusprechen, was ihn am meisten beschäftigt. Man könnte es auch engagiertes Zuhören nennen.

Es ist keineswegs sicher, *dass* ich verstanden werde, *weil* mir zugehört wird, aber ohne gehört und ernst genommen zu werden hat mein Gegenüber keine *Möglichkeit*, mich zu verstehen.

Ernst nehmen

Es ist auch nicht das Verstandenwerden, das entscheidend ist, sondern dass jemand *versucht*, mich zu verstehen – nicht nur mit seinem visuellen und auditiven Apparat, sondern mit all seinen Sinnen, seinem Wissen über Zusammenhänge, über Menschen im Allgemeinen und mich im Besonderen – mit allem, was ihm an Verständnis-Repertoire zur Verfügung steht.

Was das empathische Zuhören in eine Sonderklasse stellt, sind die impliziten Botschaften, die in ihr liegen.

> *Die impliziten Botschaften: Dem Sender zu zeigen:*
> *Hier sind große Ohren, denen du sehr viel, unendlich*
> *viel, anvertrauen kannst*
> *... und zwischen ihnen ist eine Seele, die dich – was*
>   *immer du sagst oder nicht sagst – nicht verurteilt*
> *... und ein Mensch, der dich zu verstehen und mit dir*
>   *zu fühlen versucht – dich vielleicht sogar versteht*
>   *und mit dir fühlt.*

Der Preis indes ist bekannt: Berührt zu werden, angesteckt und engagiert von dem, was vernommen, vielleicht verstanden und bewusst mit-gefühlt wird. Da gibt es kein „professionelles" Abstandhalten, kein objektives Von-außen-Sehen. Nein, man versetzt sich bewusst und mit ganzer Seele in den anderen hinein. Es wird im Inneren teil-genommen. Hier ist man nicht Linien- und schon gar nicht Schiedsrichter, sondern Mitspieler auf dem Feld.

Der Preis

Man gewinnt – oder verliert – *zusammen*.

Zusammenfassung

Die entscheidende Voraussetzung für eine Auseinandersetzung mit der *eigenen* Kommunikation ist, dass man sich ihrer *bewusst* wird.

Ein fruchtbares Gespräch erfordert Willen, Inhalte, Stil, Ehrlichkeit und Glaubwürdigkeit von den Teilnehmern.

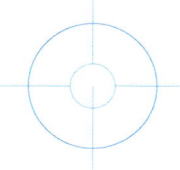

Der *Zweck* eines Gesprächs kann einerseits sein, verstanden zu werden, andererseits das Modell des anderen zu verstehen und/oder es mit katalysierenden Fragen abzuklären, auszuweiten oder gar zu ändern. Man kann nicht führen, wenn die Wege im Gelände unbekannt sind. Man kann jemanden nicht führen, wenn einem die Wege im Kopf des anderen unbekannt sind. Ohne Kenntnis dieser Wege sind diejenigen nicht zu finden, die zum Ziel führen *können*.

In asymmetrischen Gesprächen sind die Rollen vorgegeben. Der machtvollere Gesprächspartner hat per se Rechte: das Gesprächsführungsrecht, das Recht, Fragen zu stellen und das Recht zur Initiierung und Beendigung des Gesprächs.

Ein Gespräch kann mit Fragen (offenen wie geschlossenen, kognitiven wie affektiven, manchmal auch mit Alternativfragen), mit fokussierender Aufmerksamkeit und mit dem Einbringen von Themen *gesteuert* werden.

„Kerzenlöscher" – wie nur Hinhören, „JeinAber", Bagatellisieren, gute Ratschläge geben und Du-Botschaften – können jedes Gespräch zerstören, Galgen-Transaktionen können es absurd machen ...

Türöffner dagegen – wie wahres Trösten, Selbstkritik, Ich-Botschaften, klare Aussagen und (wo es angebracht ist) Humor – öffnen nicht nur Türen, sondern auch die Seele des Gegenübers.

Der Joker unter ihnen ist das *Zuhören*; es gewinnt immer.

Das schwere Gespräch

„Auch wenn das Thema kompliziert ist,
braucht das Gespräch darüber es nicht zu sein.
Wenn es als schwer ‚erlebt' wird,
dann nicht, weil es kompliziert ist,
sondern weil du versuchst, um etwas herumzureden."

(Bent Falk)

Die Botschaft

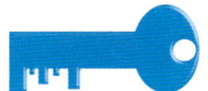

▲ Unheilbare Krankheit – nie wieder „heil".
▲ Die schweren Elemente sind: Ungewissheit – und Gewiss-heit.
▲ Bei Unklarheit: Fragen! Zuhören! Und sich nach der Ant-wort richten!
▲ Begleiter – ein zweischneidiges Schwert.
▲ Vorbereitung: Diagnose – Patient – Ich (Einstimmung).
▲ Das Gespräch: Fragen klären, Diagnose, Prognose, Behand-lungsmöglichkeiten, Nebenwirkungen
    – wenn der Patient es will – und immer unterstützende Begleitung sein.
▲ In Folgegesprächen nach Ressourcen suchen und sie imple-mentieren.
▲ Empathie als A und O – vom Anfang bis zum Ende.

921 Dänen beantworteten 1994 einem Meinungsforschungsinstitut die Frage: „Was bedeutet Ihnen im Alltag am meisten?" [Lund 1994, S. 106]

Tab. 10:
Was bedeutet
Ihnen im Alltag
am meisten?

Antwort	%
Gesundheit meines Körpers	72
Familie und Kinder	59
Meine psychische Gesundheit	48
Guter Kontakt zu Freunden und Bekannten	40
Gesunde Ökonomie	23
Sinnvolle Arbeit	18
Freizeit	10
Gute Beziehungen zu Kollegen	9
Rücksicht auf Natur und Ressourcen	9
Erfülltes Sexualleben	8

Es kann nicht verwundern, dass einer Botschaft das Prädikat „schwer" zugeordnet wird, wenn sie den ersten Punkt der Liste (Gesundheit) zunichte macht und die restlichen Punkte negativ beeinflusst.

Schwer für wen?   Das schwere Gespräch – ist schwer für wen? Für denjenigen mit dem Los, die Botschaft zu vermitteln? Oder für den, der sie vermittelt kriegt? Schwer für beide: Für den Arzt, der die Botschaft vermittelt – aber das ist wenig und von kurzer Dauer im Verhältnis zum Patienten; zu demjenigen, der nicht „nur" mit dem Wissen um die Krankheit leben muss, sondern auch unter dieser leiden, vielleicht sogar durch sie sterben wird.

Frühere Kapitel   Eine Diagnose ist verifiziert. Bevor das geschah, gab es einen Menschen, der sich krank fühlte, etwas funktionierte nicht mehr wie gewöhnlich. Zeit verstrich, es wurde nicht besser, er ging zum Arzt. Es gab Fragen. Untersuchungen folgten. Es gab Hypothesen, Vermutungen über die eine oder andere Krankheit. Therapieversuche brachten keine dauerhafte Besserung; im Gegenteil, es wurde schlimmer und schlimmer für den Menschen, der jetzt Patient genannt wurde. Neue Untersuchungen folgten, und je mehr hinzukommen, umso größer wird die Rolle der Technik und Apparatur. Und nun liegt die Diagnose also vor. Der nächste Patient ist derjenige, um den es sich dreht. Er erwartet jetzt die Antwort, das Ergebnis – und Sie sind derjenige, der diese übermitteln soll.

Hier gibt es keine technische Apparatur, hinter der Sie sich verstecken können, kein Präparat, das Sie ver-, kein Rezept, das Sie unterschreiben können, keine Unwissenheit, die Sie mit lateinischen Bezeichnungen weniger sichtbar machen können; es gibt kein: „Die Untersuchungen haben keinen positiven Befund ergeben" und erst recht gibt es kein: „Wir haben keine abnormen Werte gefunden und es ist uns ein Rätsel, wieso Sie diese Symptome haben können" ... in einem etwas verhaltenen und misstrauischen Ton, denn wenn wir Mediziner mit all unserer heutigen Technik und unserem schier endlosen Wissen nichts finden können, dann muss es ja wohl (bzw. „Jawohl!") der Mensch sein, der – wie es in der „Fachsprache" heißt – ein wenig „funktionell" ist.

Nein, hier kennen Sie die Diagnose, und die heißt: Der Patient, der gleich vor Ihnen steht, wird nie mehr gesund. Sie sind im 21. Jahrhundert, und Sie stehen allein da. „The life of a sick person can be shortened not only by the acts, but also by the words or the manner of a physician", erinnern Sie sich schwach. Sie erinnern sich an den Eindruck, den die Worte auf Sie machten, als Sie sie zum ersten Mal hörten. [AMA 1847, URL 2]

Was Sie jetzt sagen, wie Sie es sagen, was Sie nicht sagen, was Sie tun, wie Sie es tun, Ihre Mimik, Ihre Körperhaltung, Ihr Händedruck – alles wird vom Patienten unbewusst, aber nicht weniger minutiös beachtet und registriert, gedeutet und in Hoffnung oder Hoffnungslosigkeit umgesetzt. Hier sind Sie – das wissen Sie – bei dem, was früher einmal Heilkunst genannt wurde.

Die Diagnose

Unheilbare Krankheit. Das letzte Wort impliziert, dass es sich um eine Krankheit handelt. Das erste drückt aus, dass die Krankheit mit dem heutigen Wissen und Können nicht heilbar ist. Wie wird es weitergehen?

Zwei Worte – aber welche!

Es kann sich um eine verhängnisvolle Prognose handeln, wie es bei vielen Krebsformen der Fall ist. Die Aussicht eines schlimmen Ausgangs und die damit verbundene Unsicherheit machen das Leben *anders*. Aber selbst ohne verhängnisvolle Prognose markiert die existenzielle Botschaft das Ende der Lebensphase, in der man noch hoffnungsfroh mit der Gesundung rechnet. „Das Leben ändert sich in einem Bruchteil einer Sekunde, und von da an wird alles anders" [Sclerosen 2002, S. 2]. Auch in den Fällen, da der Patient nach beendeter Behandlung, z.b. chirurgischer Entfernung des Tumors und/oder Chemotherapie, viele seiner Fähigkeiten wiedergewinnt: Es bleibt immer ein Rest von Zweifeln, ob nicht doch ...

Es gibt viele einschneidende Diagnosen: Krebs, Multiple Sklerose, Parkinson, Alzheimer, AIDS, rheumatoide Arthritis etc. Was sie so einschneidend macht, ist die *Unsicherheit*, der unvorhersehbare Verlauf, *welche* Symptome wie *schwer* auftreten und *inwieweit* die (evtl. nur palliativen) Behandlungsmöglichkeiten greifen werden.

Wenn dem Patienten die Konsequenzen der Botschaft klar vor Augen stehen, steht ihm auch, bewusst oder unbewusst, die Wahl vor Augen: sich mit der Krankheit zu arrangieren – oder ihr zu erliegen.

Auch Diabetes mellitus, Hypertonie, Asthma oder ein Gangrän, das eine Amputation notwendig macht, sind einschneidende, existenzielle Diagnosen. Dass sie weniger bedrohlich sind, hängt damit zusammen, dass Symptomatologie und Behandlungsmöglichkeiten überschaubarer und weniger ungewiss sind. Auch spielt die Zeit eine Rolle, in der wir leben; vor gut einem halben Jahrhundert bedeutete die Diagnose Diabetes mellitus für viele noch ein Todesurteil.

Gesund, krank – und unheilbar krank

Für die Mehrzahl der Menschen ist das Leben ein Wechsel zwischen den Zuständen gesund und krank – mit einer starken Verschiebung zur gesunden Seite. Gesund ist der *Normalzustand*, der hin und wieder von einer Krankheitsperiode abgelöst wird, die je nach Krankheitsursache und Symptomen eine Behandlung erforderlich macht (oder auch nicht). Das Entscheidende ist: Die Krankheit schwindet langsam und verschwindet gänzlich – man ist wieder gesund.

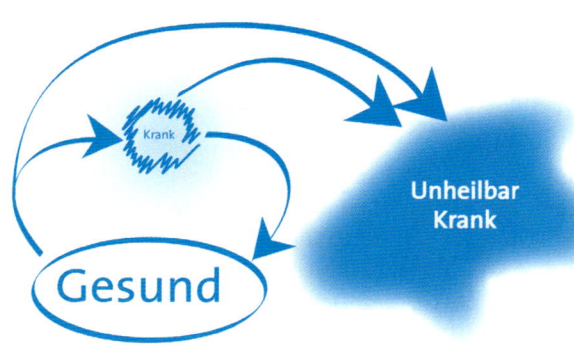

Verdrehte Welt

In dem Moment, da die Botschaft einer unheilbaren Krankheit verstanden wird, ändert sich dieses Modell: Den Normalzustand „gesund" wird es nie mehr geben. Der Normalzustand heißt jetzt „unheilbar krank", und das wirft dunkle Schatten voraus.

„Unheilbar krank" heißt nicht zwangsläufig, dass der Alltag von Symptomen gekennzeichnet ist. Es ist eine etwas irreführende Bezeichnung, denn bei vielen Krankheiten sind zum Zeitpunkt der Diagnosestellung die Symptome nicht *notwendigerweise* unerträglich. Welche Bedeutung hat sie dann?

Das Dramatische an der Diagnose „unheilbar krank" – ungeachtet dessen, ob sie im symptomatischen oder asymptomatischen Stadium gestellt wird – sind die *Gedanken* und *Gefühle*, die sie auslöst. Die Gefühle des Kranken, bewusst wahrgenommen, wiegen schwer – die seines Unterbewusstseins ungleich schwerer.

		Tab. 11:
Die Gewissheit	Eine Krankheit zu haben, die mit heutigem Wissen und Können *nicht geheilt* werden kann	Die (er-)drücken-den Gefühle
Die Ungewissheit	*Welche Symptome* auftreten werden, *wann* sie sich melden werden, wie sie sich *entwickeln* werden, wie sie den *Alltag prägen* werden, wie man mit ihnen *umgehen* wird, ob sie *Abhängigkeit* von anderen mit sich führen werden, wie sie die *Beziehungen* zu anderen beeinflussen werden etc.	

Ressourcen Die Gewissheit – und die Ungewissheit noch mehr – fordern persönliche Ressourcen! Individuell äußerst verschieden in Qualität und Quantität. Ressourcen, die ohne das Wissen um die traurige Diagnose für erfreulichere Zwecke zur Verfügung stehen könnten.

Konsequenzen Krank sein impliziert in unserer westlichen Gesellschaft – ungeachtet der Lippenbekenntnisse just dieser Gesellschaft – die Platzierung in einer Randgruppe: die *Nicht-Gesunden*. Gesund, effektiv und effizient, dynamisch, jung, schön und reich sein sind die sozialen De-facto-Ideale. Wohlstand ist ein Schlagwort, das in keinem politischen Parteiprogramm fehlt – aber der Kranke „steht *nicht* wohl da". Krank sein hat einen negativen sozialen Aspekt; unheilbar krank sein bedeutet eine lebenslange soziale Stigmatisierung; also gleich zweimal lebenslang: Krankheit und soziales Stigma.

Im Namen des Auch verbal finden sich Spuren dieser Stigmatisierung: Wir
Volkes sprechen von einer Diagnose als einem Urteil. Eine unheilbare Krankheit wird da zum Todesurteil. Im Dänischen wird es sehr deutlich: Krankheit heißt „Sygdom". „Syg" heißt krank und „dom" Urteil. Krankheit also gleich „Krank-Urteil"? Ein Urteil ist das Ende eines Gerichtsverfahrens, und wenn es mit einer Strafe endet, dann weil der Angeklagte schuldig befunden wurde. Kranksein ein Urteil? Ein Urteil ohne Verfahren, ohne strafbare Handlung – und doch verurteilt? „Im Namen des Volkes ..."

Definitionen und Abgrenzung

Das schwere Gespräch soll im Rahmen dieses Buches verstanden sein:

Definitionen A) Im *engeren* Sinn als:

> *Das Gespräch, bei dem der Arzt bewusst einem Patienten die Botschaft einer existenziellen, unheilbaren Krankheit mit einer wahrscheinlich infausten Prognose vermittelt.*

B) Im *weitesten* Sinn als:

> **Ein Gespräch, bei dem es bewusst um die existenzielle, unheilbare Krankheit des einen Gesprächsteilnehmers geht.**

Zu beiden einige ergänzende und abgrenzende Kommentare: Dass die Botschaft *vermittelt* ist, heißt, der Patient hat sie verstanden, und zwar:

◢ Es handelt sich um eine Krankheit, die *unheilbar* ist.
◢ *Er* ist der Kranke.
◢ Die Information geschieht *bewusst*. Der Botschaftsvermittler weiß, dass für den Patienten eine neue Zeitrechnung beginnt: vor und nach dem Augenblick, in dem die Botschaft verstanden wurde.

Wenn in Definition A der Begriff *wahrscheinlich* erscheint, dann weil einige Krankheiten – wenngleich unheilbar und existenziell – nicht infaust und hoffnungslos sind. HIV und Multiple Sklerose z.B. können über lange Zeit asymptomatisch verlaufen, und etliche Krebsformen sind heilbar. Bei Krebs allerdings unterscheiden die wenigsten Patienten zwischen den verschiedenen Formen. Die meisten erleben die Diagnose Krebs ungeachtet von Typus, Stadium und Lokalisation als das gleiche schicksalsschwere Urteil [vgl. Meredith 1996].

Breaking bad news

Breaking bad news bezeichnet man im Englischen das Übermitteln von schweren Botschaften. Bad news (schlechte Nachrichten) werden in der angelsächsischen Fachliteratur definiert als: „Any news that drastically and negatively alters the patient's view of her or his future" (jede Nachricht, die dramatisch und negativ die Sicht des Patienten auf ihre oder seine Zukunft verändert) [Buckman 1992, S. 15]. Im engeren Sinn ist diese Definition von der *Interpretation* des Patienten bestimmt; in der Praxis wird sie allerdings konform mit den oben genannten Definitionen gebraucht.

Rückblick

Wenn wir heute an unsere *Vermittlung* einer schweren Botschaft denken, sind wir oft zögernd und unsicher, und nicht immer machen wir es gut, weder für unsere Patienten noch für uns selbst.

Bis in die zweite Hälfte des 20. Jahrhunderts

Aber wir tun es! Wir beschäftigen uns *bewusst* mit unserer Rolle im Kommunizieren der schweren Botschaft. Das ist – trotz aller Mängel – besser als das Zur-Seite-Schieben der Problematik, die vor gut einem viertel Jahrhundert noch die Regel war: Da wurde ein Krebspatient mit infauster Prognose *nicht* über seine Krankheit informiert. Da hieß ein Lungenkarzinom chronische Lungenentzündung, Lebermetastasen waren eine chronische Leberentzündung und ein Gliom wurde ein Virus genannt.

Erinnerungen aus dieser Zeit werden in mir wach, solche, die heute noch bedrücken, weil ich versagte, und gegenteilige, weil ich es gut machte.

Ihre Augen sind mir in Erinnerung geblieben; ihr flackernder, ratloser Blick, als sie am 24. Dezember auf der Bahre liegend zum Krankenwagen gerollt wurde, damit sie Weihnachten zu Hause verbringen konnte. Irgendjemand sagte etwas von „nächstes Weihnachten …" *und alle – auch sie – wussten, dass es für sie kein nächstes Weihnachten geben würde. Dieses Weihnachten war ihr letztes, definitiv.*

Sie war Krankenschwester gewesen, Mitte 50, vor Jahren an Brustkrebs operiert; jetzt wegen Metastasen stationäre Patientin auf der lungenmedizinischen Abteilung, auf der ich arbeitete. Aufgrund sich immer wieder bildender Pleuraexsudate quälte sie Atemnot sehr. Wiederholt wurde ihr die Flüssigkeit abpunktiert und Triethylenethiophosphoramid instilliert, um die Exsudatbildung zu verhindern oder zumindest zu verlangsamen. Es half wenig. Schmerzen hatte sie ebenfalls.

Am meisten aber quälte sie die Einsamkeit, das Verlassensein, die Ungewissheit, die Orientierungslosigkeit im Dschungel zwischen eigenem fachlichen Wissen, Symptomen und Gefühlen. Es gab niemanden, mit dem sie sprechen konnte – nicht über die Angst vor der kurzen Zukunft, die ihr noch beschieden war, und auch nicht über das, was jenseits dieser Zukunft lag. Lügen waren es (obwohl wir Ärzte freundlichere Bezeichnungen für die Unwahrheiten hatten), mit denen wir sie täglich abspeisten, wenn sie uns während der Visite, gleichfalls furchtvoll und bescheiden nach einer ehrlichen Antwort fragte: „Es ist doch wohl nicht Krebs." Nein, kein Fragezeichen nach diesem Satz – denn es war keine Frage. Und getreulich antworteten wir Tag für Tag: „Nein, ist es nicht." Und wenn sie nach den Pleurapunktionen fragte, ob „Zellen" in der Flüssigkeit gefunden wurden, logen wir: „Nein."

Was sie, mit allem, was ihr nonverbal zur Verfügung stand – Stimme, Tonfall, Blick, Tränen, Mimik, verkrampfte Fäuste, offene Lippen und gesenkte Schultern – sagte, war: „Ich weiß genauso wie du, dass ich Krebs habe, und ich weiß auch, dass meine Tage gezählt sind. Gibt es nicht einen unter euch – nur einen Einzigen – der mit mir darüber sprechen will? Einen, dem ich vertrauen kann? Einen, der nicht lügt? Einen, der – wenngleich nicht teilen, so doch sich meine Sorgen und Nöte anhören will?"

Es gab keinen. Alle, Ärzte, Krankenschwestern, Krankenpfleger, Physiotherapeuten, alle waren instruiert, dass die Patientin – so hieß es damals – „die Wahrheit nicht ertragen" würde. Alle schwiegen, es gab keine undichte Stelle, nicht eine. Auch ihrem Mann, der über Diagnose und Prognose informiert war, war erzählt worden, dass es „am besten für sie" sei, wenn sie weiterhin über beides im Unklaren bliebe. Sonst würde sie „die Hoffnung verlieren"... Als ob das nicht längst geschehen war. Und wenn wir selbst ob all dieser Lügen in Zweifel kamen, dann hatten wir einander, um uns vom Gegenteil zu überzeugen ... für einen kurzen Moment ...

Zwischen Weihnachten und Neujahr kam sie in die Abteilung zurück, und zehn Tage später starb sie. Genauso einsam, wie sie die letzten Wochen ihres Lebens verbracht hatte. Weil keiner von uns, ich inklusive, den Mut aufbrachte, das zu tun, was (im Grunde wussten wir es) richtig gewesen wäre – und unsere ärztliche Pflicht obendrein.

Warum?

Durch das Verschweigen der Diagnose halten wir dem Patienten Informationen vor, die er zur Orientierung in seinem Alltag braucht.

Es muss verzweifelnd sein, Schmerzen zu empfinden und zu fühlen, wie die Müdigkeit einem den Tag raubt. Es muss auch verzweifelnd sein, wenn niemand hilft, wenn keiner versucht herauszufinden, warum einen Schmerzen und Müdigkeit quälen.

Marie Jensen, Mitte 70, klagte über Schmerzen im unteren Abdomen, als sie in die Sprechstunde kam. Die Palpation enthüllte eine bucklige, vergrößerte Leber. Gewicht verloren hatte sie auch. Ich wies sie ins Krankenhaus ein.

Ich sah Marie das nächste Mal bei einem Hausbesuch, drei Wochen später. Mit Jörgen, ihrem gleichaltrigen Mann, saß sie in dem bescheidenen Wohnzimmer. Sie hatte eine Operation hinter sich; obstruierendes Kolonkarzinom mit multiplen Lebermetastasen hatte ich in der Epikrise gelesen.

Sie litt immer noch unter Schmerzen und Müdigkeit. Und vor allem mochte sie gerne wissen, weswegen sie operiert worden sei, denn das hatte man ihr im Krankenhaus nicht gesagt – auf jeden Fall nicht auf eine ihr verständliche Art. Ich bat sie ins Schlafzimmer, setzte mich auf die Bettkante und tastete ihren Bauch ab. „Die Leber ist groß, und sie ist verhärtet ..." Marie schaute mich an. „Werde ich wieder gesund?" Kurze Pause, dann antwortete ich: „Ich kann es dir nicht versprechen." Wieder eine Pause. „Ist es Krebs?" „Was denkst du selbst?" „Ich glaube, es ist Krebs." Ich nickte. Sie nahm meine Hand und sagte in ganz ruhigem und abgeklärtem Ton: „Danke. Dann weiß ich auch, warum nichts mehr gemacht werden soll." Nach einer kleinen Pause fügte sie hinzu: „Im Grunde wusste ich es." Dann bat sie mich, es Jörgen zu erzählen.

Während sich Marie anzog, ging ich ins Wohnzimmer und fragte ihn, was er glaube, was es sei. Ein Wort, und es kam ohne jegliche Überlegungszeit: „Krebs." Ob sie miteinander darüber gesprochen hätten? Nein, denn er nahm an, sie wisse es nicht und solle „geschont" werden.

Marie kam ins Wohnzimmer, ging zu Jörgen, strich ihm kurz über seine spärlichen Haare. Dann setzte sie sich aufs Sofa, und zu dritt sprachen wir über Maries Krankheit, ein wenig über die ungewisse Zukunft, mehr über die Vergangenheit, über die vielen gemeinsamen Jahre, über Freuden und über Widerwärtigkeiten – und zwischendurch auch über lustige Dinge – die sie zusammen erlebt hatten. Gemeinsam gelacht wurde auch.

In der Zeit, die Marie und Jörgen noch gemeinsam verblieb, waren weder Krankheit noch Tod Tabuthemen, und in Anbetracht dessen, dass beide einer Generation angehörten, in der nicht viel über Gefühle geredet wurde, pflegten sie eine sehr offene Kommunikation. Marie starb drei Monate später.

Die Zukunft mit negativem Vorzeichen

Das schwere Gespräch ist ein Gespräch, das dem Betroffenen eine neue Zeitrechnung vorgibt: ein Vorher und ein Nachher. Lance Armstrong hat es so ausgedrückt: „I left my house ... as one person and came home as another" [Armstrong 2000].

Die Zukunft ist uns allen unbekannt, aber für Menschen mit einer existenziellen Krankheit hat sie ein negatives Vorzeichen: Die Zukunft wird schlechter als die Gegenwart – und sie wird voll Ungewissheit sein.

Gegenwart und Zukunft

Das schwere Gespräch wird, *qua seiner Botschaft*, immer schwer sein. Nichtsdestotrotz gehört es in unseren ärztlichen Arbeitsbereich.

Das Thema steht im Mittelpunkt des Interesses. Die Publikationen der Patientenverbände, Zeitungen und Internetseiten fokussieren auf die Form und berichten von traumatisierenden Erlebnissen von Patienten.

Gesetzlich wie ethisch sind wir als Ärzte verpflichtet, den Patienten, wo es um *seine* Gesundheit (bzw. Krankheit) geht, die endgültigen Entscheidungen selbst treffen zu lassen und ihm hierzu im Aufklärungsgespräch die entsprechenden Werkzeuge zu geben.

„Aus ärztlicher Sicht steht das gesundheitliche Wohl des Patienten im Vordergrund des Aufklärungsgespräches. Der Arzt will den Patienten durch eine behutsame Aufklärung auf eine aus seiner Sicht notwendige Untersuchung oder Behandlung vorbereiten und ihn dafür motivieren. Der Arzt neigt daher intuitiv dazu, den Patienten über kritische Diagnosen, ungünstige Prognosen und seltene Risiken, deren Kenntnis den Patienten in seiner Entscheidung für den notwendigen Eingriff verunsichern oder gar in seinem Lebenswillen beeinträchtigen könnte, nicht umfassend aufzuklären." [Narr 2005, S. 456.11]

Ethik

„Aus juristischer Sicht ist die Aufklärungspflicht des Arztes notwendige Folge des aus dem Persönlichkeitsrecht abgeleiteten Selbstbestimmungsrechts des Patienten. Der Patient und nicht der Arzt entscheidet über die Durchführung vom Arzt für notwendig erachteter Untersuchungen und Behandlungen, die in seine, des Patienten, körperliche oder psychische Integrität eingreifen. Der Patient hat deswegen auch das Recht, gegen seine gesundheitlichen Interessen zu handeln und eine aus ärztlicher

Sicht notwendige Untersuchung oder Behandlung abzulehnen. Damit der Patient sein Selbstbestimmungsrecht gegenüber dem Arzt wirksam wahrnehmen kann, muss der Arzt ihn so aufklären, dass er die Gründe, das Ausmaß und die Folgen beabsichtigter ärztlicher Maßnahmen beurteilen und auf dieser Grundlage sein Einverständnis in deren Durchführung wirksam erteilen kann. Das gesundheitliche Wohl des Patienten ist vom Arzt nicht bei der Entscheidung, ob aufgeklärt wird, sondern bei der Durchführung des Aufklärungsgespräches zu beachten. Die Aufklärung muss in einer die Gesundheit des Patienten schonenden Weise erfolgen und darf ihn nicht unnötig in Angst und Schrecken versetzen. Es gibt aber kein ‚therapeutisches Privileg', das es dem Arzt gestatten würde, aus Gründen des gesundheitlichen Wohles des Patienten eine zur Wahrung des Selbstbestimmungsrechtes erforderliche Aufklärung zu unterlassen." [Narr 2005, S. 456.11]

Gespräch   „Die Aufklärung muss individuell in einem Gespräch mit dem Patienten erfolgen. Das Aufklärungsgespräch kann nicht durch Formulare ersetzt werden. Formulare bereiten nur das Aufklärungsgespräch vor, sie können der Dokumentation des erfolgten Gesprächs dienen.

Arzt   Das Aufklärungsgespräch muss durch einen Arzt erfolgen; es darf nicht an nichtärztliches Personal delegiert werden.

Die Aufklärung muss in einer für den Patienten behutsamen und verständlichen Weise erfolgen. Im persönlichen Gespräch soll der Arzt sich bemühen, die Informationen dem individuellen Auffassungsvermögen sowie dem Wissensstand des Patienten anzupassen, und sich zugleich davon überzeugen, dass dieser sie versteht." [Narr 2005, S. 456.32]

„Als Voraussetzung für eine rechtswirksame Einwilligung ist der Patient – soweit er nicht darauf verzichtet –, über Ziel, Tragweite, Notwendigkeit und Dringlichkeit, Art und Verlauf einer ärztlichen Untersuchungs- oder Behandlungsmaßnahme sowie damit verbundener Risiken aufzuklären.

Der Patient muss einerseits Kenntnis seiner Erkrankung und ihrer Gefahren, andererseits Kenntnis der Behandlung und ihrer unvermeidbaren Folgen haben, um sachgemäß abwägen und sich entscheiden zu können." [Narr 2005, S. 456.15–16]

„Die Aufklärung über die Diagnose hat insoweit zu erfolgen, als sie die Aufklärung der Behandlung vorbereitet. Es genügt die

Information des Patienten über den ärztlichen Befund im Groben. [...] Wenn die Einwilligung des Patients in eine mit Gefahren verbundene Untersuchungs- und Behandlungsmaßnahme nur dadurch zu erreichen ist, dass ihn der Arzt auf die Art und Bedeutung seiner Erkrankung hinweist, so darf der Arzt auch bei schweren Erkrankungen davor grundsätzlich nicht zurückschrecken. Im Übrigen ist er jedoch nicht zu einer restlosen und schonungslosen Aufklärung über die Natur des Leidens verpflichtet, sondern muss die Gebote der Menschlichkeit beachten und das körperliche und seelische Befinden seines Patienten bei der Erteilung seiner Auskünfte berücksichtigen.

Eine Verlaufsaufklärung soll den Patienten in groben Zügen über die Entwicklung seines Zustandes sowohl bei Ausbleiben der Behandlung als auch hinsichtlich der Aussicht, wie sich die Folgen und Erfolgschancen der Therapie entwickeln, sowie über Art, Umfang, Risiken und Schmerzen der Therapie informieren. Hierzu gehört unter Umständen auch die Aufklärung über verschiedene Alternativen der Behandlung. Die Wahl der Behandlungsmethode ist allerdings primär Sache des Arztes. Gibt es indessen mehrere medizinisch gleichermaßen indizierte und übliche Behandlungsmethoden, die unterschiedliche Risiken und Erfolgschancen haben, besteht mithin eine echte Wahlmöglichkeit für den Patienten, dann muss diesem durch entsprechende vollständige ärztliche Belehrung die Entscheidung darüber überlassen bleiben, auf welchem Weg die Behandlung erfolgen soll und auf welches Risiko er sich einlassen will." [Narr 2005, S. 456.23]

Autonomie?

Im Stande zu sein, Entscheidungen zu fällen bei der Wahl von Behandlungsmethoden ... Wie steht es darum, wenn es sich um die *eigene existenzielle* Krankheit handelt? Können – und wollen – Patienten ohne Fachkenntnisse das? Können – und wollen – Ärzte es, wenn es um ihre eigene Gesundheit geht? *Voraussetzung* für eine rationelle Entscheidung ist eine seriöse Information. Bei existenziellen Diagnosen besteht sie nicht *nur* aus sachlichen und reproduzierbaren biologischen und/oder pathologischen Daten und auch nicht *nur* aus einer unverbindlichen Beratung, denn die *eigene* Gesundheit ist nie unverbindlich. Die Information kann durchaus die *Präferenz* für eine bestimmte therapeutische Maßnahme in sich tragen – oder auch den *Verzicht* auf eine solche.

Echte Beratung setzt nicht nur korrekt und ausreichend gegebene Informationen voraus – sie impliziert auch, dass diese und ihre Konsequenzen *verstanden* werden.

Auch wenn dieses gesichert ist, wer trifft dann die Wahl der Therapie? *Allgemeine* Studien, die sich mit der Beteiligung des Patienten bei der Therapiewahl befassen, helfen nur begrenzt, denn es ist ein *qualitativer* Unterschied, ob der Patient nur vorübergehend oder unheilbar, vielleicht lebensbedrohlich erkrankt ist (s. Abb. 7, S. 59). Die Konsequenzen der Wahl sind von immenser Tragweite – sowohl bei „richtiger" als auch bei „falscher" Wahl. Was heißt überhaupt richtig und falsch in diesem Zusammenhang?

Andererseits sei zu erwähnen: Schon vor einem halben Jahrhundert wurde bekannt, dass therapeutische Ergebnisse positiv durch die Beteiligung des Patienten an der Therapiewahl beeinflusst werden. Es geht also um mehr als eine oberflächliche Zustimmung von Seiten des Patienten – es geht um echte Teilnahme.

Teil-nehmen heißt *nicht* entscheiden, aber es heißt im aktuellen Zusammenhang, ganz klar zu wissen, *wozu* Ja (bzw. *nicht Nein*) gesagt und *warum* gerade diese Wahl getroffen wurde. Wenngleich das Ja emotionaler Natur ist, das Wozu und Warum muss – auch – sachlich verankert sein.

Und die Ärzte, wenn sie Patienten werden? Die Studie „Preferences for Autonomy when patients are physicians" gibt Antwort: (Auch) Ärzte lassen, wenn sie Patienten werden, lieber einen fachkundigen Kollegen die Entscheidungen treffen [Ende 1990].

Keine Therapie   Bei einer infausten Prognose und nur wenig verbleibender Zeit stellt sich durchaus die Frage, ob die vermeintlich einzig sinnvolle Chemobehandlung auch wirklich sinn-voll ist. Der Preis für eine *fragliche* Lebensverlängerung ist eine *fragwürdige* Zeit, in der der Patient durch vorhersehbare schwere Nebenwirkungen belastet wird. Wer sich selbst die Sinn-Frage stellt und sie nicht mit einem klaren Ja beantworten kann, sollte auch die *Möglichkeit* eines Behandlungsverzichts nennen. Ebenfalls sollte er die eventuelle Frage des Patienten, was man als Arzt denn wählen würde, wenn man selber der Patient wäre, wahrheitsgemäß, Konsequenzen inklusive, beantworten. Auch wenn das im Moment des Geschehens schwerer fällt als alles andere.

Am Horizont lauert eine neue Variante: Gespräche, in denen eine existenzielle Diagnose vermittelt werden soll, bevor es die

Krankheit und schon Symptome gibt. Gespräche, in denen der Patient nichts weiß, nichts spürt – aber der Gentest, den die Versicherungsgesellschaft verlangt, fällt so aus, dass keine Versicherung je eine Lebensversicherungspolice mit ihm abschließen würde. Schöne neue Welt? ... Aldous Huxley lässt grüßen.

Zurück zur Gegenwart: Wie können wir das schwere Gespräch führen, auf dass es nicht ganz so schwer wird ...?

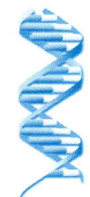

Empathische Kommunikation

Nicht Umgebung, Wortwahl oder verstrichene Zeit haben die *entscheidende* Bedeutung, sondern Empathie. Empathie heißt in diesem Fall *auch* ein Gespräch in einer angemessenen Umgebung, mit der entsprechenden Wortwahl und in einem Zeitrahmen, der auch die Möglichkeit für die Beantwortung von Fragen und gemeinsames Schweigen lässt.

> *Es geht um Empathie, nicht um Sympathie.*
> Sympathie heißt *mitfühlen: Anteil nehmen, manchmal Mitleid haben. „Gefühl der Zuneigung eines Menschen zu einem anderen" [Brockhaus 2005]. Bei der Sympathie sind die eigenen Gefühle das Zentrale.*
> Empathie heißt *einfühlen: die Fähigkeit, sich in die Empfindungen eines anderen Menschen hineinzuversetzen. „Fremdes Erleben nachzuvollziehen, um eine andere Person zu verstehen" [Brockhaus 2005]. Bei der Empathie stehen die Gefühle des anderen im Mittelpunkt.*

Definitionen

Empathie kann sich auf zwei Ebenen beziehen:

Auf die kognitiv-informative, in der die Perspektive des Patienten und seine Sichtweise im Mittelpunkt steht.

Auf die affektiv-motivationale, in der man sich auf die Gefühle des Patienten einlässt [Gottschlich 1998, S. 83].

Dimension	Fokus: Des Gesprächspartners ...
Kognitiv	... Standpunkt, Haltung, Deutung der Signale
Affektiv	... Gefühle

Tab. 12: Empathische Dimensionen

Kognitive
Voraussetzung

Kognitive Empathie beinhaltet nicht per se ein affektives Element (ich habe nicht notwendigerweise ein Mitgefühl, weil ich verstehe, wie der Patient die Signale deutet), aber sie ist die Voraussetzung dafür, dass ich überhaupt begreifen kann, *warum* der Patient so fühlen *kann*. Nur wenn ich weiß, wo der Patient steht, kann ich sehen, was *er* von dort aus sieht, und seine Gefühle ahnen, sehen und verstehen. Es gibt keine Abkürzung, der Weg zur affektiven Dimension geht über die kognitive, und es ist die affektive, die die entscheidende, tragende Dimension ist.

Abb. 8:
Eisberg

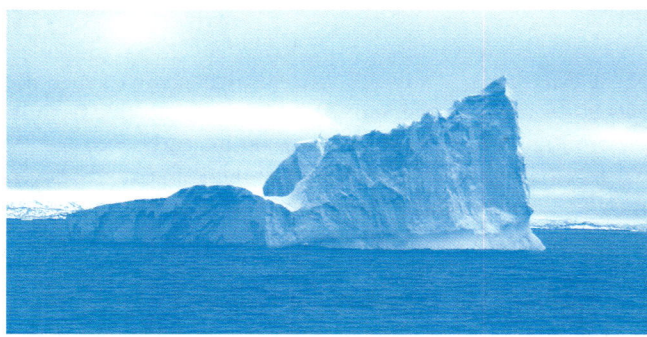

Bei weitem nicht alle Elemente der empathischen Kommunikation – ja, der Kommunikation im Allgemeinen – sind sichtbar und tragen Namen. Die meisten sieht man nicht, sind Gefühl und Fantasie ...

... wie bei einem Eisberg: Ein Sechstel ragt über den
Meeresspiegel – die große Masse liegt unsichtbar und
unbeschreibbar darunter.

Nur der sichtbare Teil kann beschrieben werden. Wir können aber schon eine ganze Reihe von Bausteinen nennen, die einen angemessenen Rahmen um das schwere Gespräch bilden – nur sollen wir uns dadurch nicht zu der Annahme verleiten lassen, dass dieses dadurch leicht wird.

Praktische Aspekte

Das schwere Gespräch besteht aus drei Elementen:

Die Bedingungen des Patienten

Während es noch vor wenigen Jahren nur *Vermutungen* darüber gab, wie man das Überbringen einer einschneidenden Diagnose human gestalten könnte, liegen heute *Studien* vor, die Empfehlungen geben, wie was getan oder nicht getan werden sollte.

Dabei sind unterschiedliche Faktoren untersucht worden: die Umgebung, in der das schwere Gespräch stattfindet, welche Eigenschaften beim Arzt (oder anderem Gesprächspartner) als wichtig erachtet werden, die verschiedenen Phasen des Gesprächs, die Teilnehmer am Gespräch, der Umfang und die Detailliertheit von Informationen etc.

Dass der Patient die Bedingungen bestimmen soll(te), wird verbal gern unterstrichen. Was ist darunter zu verstehen? Eine Psychologin drückte es in einem Leserbrief so aus: „Der Arzt muss jeden einzelnen Patienten in einem offenen, gleichwertigen und kontaktvollen Dialog, der von gegenseitigem Vertrauen, Demut, Glauben, Hoffnung und Liebe getragen ist, treffen wollen und treffen können. Ein Dialog, wo die subjektiven Erlebnisse des Patienten ernst genommen werden, ohne dass dieses den Arzt daran hindert, sein fachliches Wissen anzuwenden und analytische Überlegungen vorzunehmen. Dieselben dürfen aber nicht als ,Mehr-Wissen' angewandt werden, sondern der Arzt weiß ,etwas anderes' als der Patient, und dieses wird als eine Einladung zu einem Dialog gebraucht, einem Dialog, in dem auch die Erlebnisse und Erfahrungen des Patienten

**Offen,
gleichwertig und
kontaktvoll**

als ein gleichwertiger Beitrag zum vollen Verständnis der Krankheit mitwirken ..." [Hansen 2002].

Wer nimmt am Gespräch teil?

Zu den Bedingungen des Patienten gehört, dass *er* entscheidet, *ob* Angehörige an dem Gespräch teilnehmen – und wenn ja, *welche*.

Es zieht große Konsequenzen nach sich, wenn ein nahe stehender Mensch eine existenzielle Diagnose erfährt: Man wird automatisch in die psychischen und physischen Auswirkungen mit einbezogen – und fühlt sich nicht selten hilflos. „It's harder to be the spouse of the patient than the patient. *I* am involved, *I* am with the doctors, *I* am having the test, *I* am doing the things. He feels helpless ..." [Dias 2003]. Man könnte es als Selbstverständlichkeit ansehen, an dem Gespräch teilzunehmen, und mancherorts ist es auch (fast) zur Routine geworden, einen vertrauten Menschen zur Seite zu haben.

Vorteile

Es kann für den Patienten sehr wertvoll sein, nach dem Gespräch mit jemandem über das Gesagte *sprechen* zu können. Auch eine Schulter zu haben, auf die er – ohne ein Wort zu sagen – seinen Kopf legen kann, und die bereit ist mitzu*tragen*. Und noch zwei Ohren mehr, die mitgehört haben, vielleicht mehr gehört und verstanden haben im entscheidenden Moment, denn Worte sind das eine, Verstehen das andere. Einen lieben Menschen an seiner Seite zu wissen, den man später *fragen* kann, *was* und *wie* dieses oder jenes gesagt wurde, kann heilsam sein. Auch die Gemeinsamkeit der schweren Stunde der Offenbarung zählt. Und – last, but not least – wird dem Patienten *erspart*, selbst über das Gespräch zu berichten, d.h. Inhalt und seine Deutung der Signale wiederzugeben.

Der Preis

Die positiven Aspekte haben ihren Preis: Es ist jemand da, der das Gespräch beeinflusst – denn *jeder* Mensch beeinflusst allein durch seine *Anwesenheit* ein Gespräch.

Geteilte Aufmerksamkeit

Zunächst gibt es jemanden, mit dem der Patient die Aufmerksamkeit des Arztes teilen muss. Augenkontakt ist nur eine Facette, wenngleich eine wesentliche. Es ist nicht möglich, gleichzeitig mit mehr als einem Menschen Augenkontakt zu halten – und das Gleiche gilt für andere Faktoren der generellen Aufmerksamkeit.

Zur geteilten Aufmerksamkeit zählt auch die geteilte Rücksicht. Es ist noch eine Person anwesend, auf dessen Existenz man Rücksicht nimmt. Das geschieht nicht notwendigerweise bewusst, aber es beeinflusst das Gespräch. Dinge werden unter Umständen *nicht gesagt, wenn* oder *weil* noch jemand mithört. Oder Dinge werden einfach *anders* gesagt, als wenn man mit dem Patienten allein wäre. Schließlich gibt es noch *indirekte Botschaften*, die direkt an eine Person gerichtet werden, aber eigentlich an die andere Person adressiert sind. Fazit: Es wird ein anderes Gespräch, als wenn man mit dem Patienten allein wäre.

Auch im Verhaltensbereich beeinflusst eine dritte Person das Gespräch. Welche Gesten gemacht werden und wie intensiv sie ausfallen, hängt davon ab, ob ich mit einer Person allein bin oder mir jemand zuschaut, z.B. beim sanften Berühren eines Arms, beim Halten einer Hand oder Drücken einer Schulter. Jede Geste wird durch die Anwesenheit eines Dritten beeinflusst, meistens abgeschwächt (und verliert damit an emotionalem Wert) und im schlimmsten Fall unterlassen. Weder Patient noch Arzt sind im Beisein eines Dritten völlig unbefangen.

Beeinflusstes Verhalten

Wenngleich die Konsequenzen für Patient und Begleitperson schwer wiegen, so sind es dennoch *verschiedene Faktoren*, die das Leben nach der Botschaft komplizieren. Für den Patienten sind es *Gewissheit und Ungewissheit* einer Zukunft mit Symptomen, Verlust an Funktionen und Selbstwertgefühl. Für den Angehörigen ist es die Gewissheit und Ungewissheit *der Folgen*, die quälende Fragen aufwerfen. Die Patientin mit Mammakarzinom und disseminierten Lungenmetastasen fragt sich nach Schmerzen und Leiden und wie lange sie noch zu leben hat. Ihr Mann wird sich sehr schnell fragen, wie er mit drei Kindern zurechtkommen soll, wenn sie nicht mehr da ist.

Differenzen

Fragen – auch hier ein Thema für sich. Fragen spiegeln, was uns im Kopf bewegt – und dort steht das eigene Ich (fast) immer an erster Stelle. Generell gilt: Der Fragende rückt sich selbst ins Zentrum: *Was bedeutet das konkret für mich?* Die Frage ist Ausdruck seines Wissensdefizits über die Konsequenzen. Das ist ganz wertfrei und nicht verurteilend gemeint. Es ist einfach so: Die Begleitperson stellt sich andere Fragen als der Patient.

Marion Bremer, bei der ein Lungenkarzinom mit Gehirnmetastasen diagnostiziert wurde, hatte Erich, ihren Mann, zum schweren

Gespräch mitgenommen. Vor Monaten hatten sie den finanziellen Sprung gewagt und sich ihren großen Traum, für den sie etliche Jahre gearbeitet und gelebt hatten, erfüllt: Sie hatten sich eine Eigentumswohnung gekauft. Kaum ein Wort hatte der Mann während des Gesprächs gesagt, obwohl er es hellwach und offensichtlich betroffen verfolgt hatte. Nachdem ich die Diagnose ausgesprochen hatte, trat Schweigen ein, und dann, in dieses Schweigen hinein, seine Frage: „Wie lange können wir dann in der Wohnung bleiben, wenn wir nur ein Familieneinkommen haben?" Was die Patientin heraushörte, erkannte ich an ihrer Frage, die folgte, während ich noch über eine Antwort nachdachte: „Ja, wie lange habe ich noch?"

Interesse versus Interesse

Konsequenzen und Interessen zweier sich nahe stehender Personen mögen sich zum Teil ähneln – aber nur zum Teil. Es gibt auch Gebiete, auf denen eine *Interessendivergenz* besteht, manchmal sogar ein *Interessenkonflikt*. Aus der Ungewissheit um die Konsequenzen für das eigene Ich heraus stellen wir unsere Fragen, und wenn diese beantwortet werden, dann hört jeder im Raum die Antwort. Der Patient hört die Antworten, die der Angehörige von sich gibt – und hat selber nur die Möglichkeit, eine Frage *nicht* zu stellen, wenn er nicht möchte, dass der Angehörige die Antwort hört. Auch das ist ein Teil des Preises, der für das Dasein eines nahen Menschen zu zahlen ist.

Sind mehrere Begleitpersonen anwesend, kann ein ganzes Bombardement von Fragen einsetzen, bei jeder Frage das jeweilige Ich im Zentrum, während der schweigende Patient langsam, zum hilflosen Objekt degradiert, in seinem Elend zusammensinkt.

Fragen

Was soll geschehen, wenn der Angehörige nach etwas fragt, was ihm wichtig erscheint, die Frage aber Elemente enthält, von denen der Patient explizit erklärt hat, er möchte sie nicht wissen? Was ist dann? Die Fragen nach der Diagnoseeröffnung markieren vielleicht am deutlichsten die unterschiedlichen Interessen von Patienten und Angehörigen.

Es gibt somit eine ganze Reihe von Konsequenzen durch die Anwesenheit von nahen Personen – proportional steigend mit der Personenzahl. Hinzu kommt, was ich als Vermittler der Botschaft an Gefühlen gegenüber Patient und Begleitperson(en) empfinde. Habe ich positive Gefühle dem Patienten, nicht aber der Begleitperson gegenüber, kann es zu Problemen kommen, vor allem dann, wenn Letzterer beginnt, Fragen zu stellen.

In Seminaren frage ich des Öfteren die Teilnehmer, ob sie anstelle des Patienten einen Angehörigen zum Arztgespräch mitnehmen würden. Die Frage wird vor der Themenbehandlung in der Regel mit einem Ja beantwortet. Nach der Diskussion allerdings fällt die Antwort häufig anders aus, manchmal ganz anders ...

Es gibt Studien, die sich mit dem Thema beschäftigen, aber sie liefern keine eindeutige Antwort, inwiefern dem Patienten die Anwesenheit eines Nahestehenden hilft [vgl. Girgis 1995] oder nicht [vgl. Kim 1999]. **Studien nicht eindeutig**

Schon beim Aufstellen der *Inklusionskriterien* treten Schwierigkeiten auf. Ein Beispiel: Handelt es sich um eine Beziehung, die durch Jahrzehnte geprägt war von Loyalität, Offenheit, Vertrauen und respektvoller Toleranz – oder bestimmten eher Misstrauen, Intoleranz und interne Machtkämpfe mit wechselseitigem Ausgang den Alltag? Prägten Gleichwertigkeit und Gleichgewichtigkeit das Verhältnis, oder dominierte der eine den anderen? Wenn ja, wer dominierte auf den ersten Blick wen? ... und auf den zweiten, wenn der Blick hinter die Kulissen fiel??? Hat der eine den anderen betrogen und nun Schuldgefühle? Und wiederum, wenn ja, dann wer? Dass die Beziehung des Patienten zur Begleitperson eine große Rolle spielt, wird kaum jemand in Zweifel ziehen, aber wie könnte ein solches Kriterium überhaupt in eine Studie einbezogen werden? Die Antwort auf die Frage ... ist sie den Beteiligten überhaupt *bewusst*?

Diagnose, Prognose und Zustand des Patienten können ebenfalls eine Rolle spielen: Ist es eine Krankheit mit einer längeren Lebensdauer, z.B. Multiple Sklerose, oder eine mit (vielleicht kurz bevorstehendem) fatalem Ausgang, z.B. metastasiertes Pankreaskarzinom? Ist der Patient zum Zeitpunkt des Gesprächs noch uneingeschränkt arbeitsfähig, oder ist er geschwächt und müde, vielleicht schon in seinem Alltag auf Hilfe angewiesen?

Auch im *Gespräch* tauchen beeinflussende Faktoren auf: Da es primär um die Standpunkte von Patient und Arzt geht, wird die *Atmosphäre* des Gesprächs davon beeinflusst, ob die zwei Menschen die gleiche (evtl. unbewusste) Grundeinstellung haben oder nicht. Beim schweren Gespräch entscheidet der

Patient, ob er jemanden an seiner Seite haben will oder nicht (und wen). Der Arzt hat sich seiner Entscheidung zu fügen. Wenn diese aber quer zur Auffassung des Arztes fällt, wird der Arzt Kraft benötigen, um sich nichts anmerken zu lassen – Kraft, die er sonst in die qualitative Optimierung des Gesprächs einbringen könnte. Wie immer auch eine Studie erstellt wird, diesen Faktor – der für das Gespräch und dessen spätere Beurteilung von ganz großer Bedeutung ist – *kann* man nicht in die Inklusionskriterien einbeziehen.

Vielleicht die wichtigste Variable ist die *Reaktion* der Begleitperson. Sie kann mit mehr oder weniger Wahrscheinlichkeit *eingeschätzt* werden – ganz sicher vorausgesagt werden allerdings nicht. Wie sie ausfällt, hat nicht nur für die *Bewertung* des Gesprächs Bedeutung, sondern weit über dieses hinaus. Sie kann der noch gemeinsam verbleibenden Zeit einen großen *Wert* verleihen – oder das Gegenteil.

Ob und wenn   Wenn der Patient sich selbst nicht klar äußert, ist es schwierig herauszufinden, *ob* das Beisein eines Angehörigen in seinem Interesse liegt. Wenn ich die Vermutung habe, er wolle lieber allein mit mir reden, kommt das noch Schwerere auf mich zu: Sein Interesse wahrzunehmen und zu vertreten, wenn ein oder mehrere Angehörige gemeinsam mit ihm vor der Tür stehen. Ein diplomatischer Akt.

Besprochen?   Es ist immer legitim, den Patienten zu fragen, ob die Teilnahme der Angehörigen besprochen ist, und wenn ja, ob der Patient seine Entscheidung frei und ohne Druck getroffen hat. Für den Patienten allerdings bedeutet es einen größeren Kraftakt, einer nahe stehenden Person zu sagen, dass er lieber mit dem Arzt unter vier Augen sein möchte. Der Nahestehende ist vielleicht derjenige, der einen Großteil der Konsequenzen der Krankheit zu tragen hat und von dem der Patient abhängig wird.

Vorher abklären   Der Druck der unmittelbaren Entscheidung lässt sich nehmen, wenn die Teilnahme eines nahe stehenden Menschen *im Vorfeld* besprochen wird. Meist ergibt sich die Gelegenheit dazu, z.B. bei diagnostischen Verfahren. Der Patient erfasst relativ schnell, dass aus dem Ergebnis der Untersuchungen eine einschneidende Diagnose resultieren kann. Es ist ratsam, dem Patienten den Impuls zu geben für die Überlegung, ob jemand (ggf. wer) beim Gespräch mit dabei sein soll. Gleichzeitig sollten ihm die Vor- und Nachteile eines Gesprächs zu dritt erläutert werden. Falls er sich für ein gemeinsames Gespräch entschließt, sollten die Konsequenzen für beide besprochen sein.

Mehr als drei Personen sollten sich jedoch nicht im Raum befinden. Ich habe nur „eine Aufmerksamkeit", und die muss ich auf die Anwesenden „aufteilen". Je mehr Personen beteiligt sind, umso weniger kann dem Einzelnen Aufmerksamkeit geschenkt werden. Sollte der Patient dennoch den Wunsch haben, die ganze Familie zur Diagnosevermittlung mitzunehmen, wird dieser erfüllt, vorausgesetzt, er wurde ausreichend und so sachlich wie möglich über die Konsequenzen aufgeklärt und hält trotzdem an seinem Wunsch fest.

Falls ein Nahestehender den Patienten begleitet, ist es wichtig zu wissen, *wer* es ist: der Partner, ein Familienmitglied, ein Freund oder eine Freundin, ein Nachbar. Wenn ich mit der Person nicht bekannt bin, stelle ich mich vor – und frage im gleichen Atemzug den Begleiter nach seinem Namen und seiner Beziehung zum Patienten.

Sie sind ...? Ich bin ...

Nach dem Gespräch ist es für den Patienten von großer Bedeutung, einen Menschen neben sich zu wissen, mit dem er Sorgen und Ängste teilen kann – und Arme zu haben, die sich um ihn legen. Auch wenn er das Gespräch allein führen will, kann es eine Lösung sein, einen Angehörigen im späteren Verlauf des Gesprächs hinzuzuziehen. Es gibt mir als Arzt die Möglichkeit, meine volle Aufmerksamkeit dem Patienten zu widmen und mit ihm zu klären, was der Angehörige eventuell nicht erfahren soll. Es kann auch eine Lösung sein, den Angehörigen während des Gesprächs im Hintergrund zu platzieren und darauf aufmerksam zu machen, dass nur der Patient Fragen stellt.

Hinzuziehen

Für den Patienten bedeutet es – und das ist das Wesentliche: Er ist nicht physisch allein, wenn er die Tür hinter sich schließt.

Wer soll die Diagnose übermitteln?

Aus zwei Blickwinkeln kann diese Frage betrachtet werden:

◢ Wer hat den besten Kontakt zum Patienten?

◢ Wer hat das größte Wissen über Krankheit, Prognose, therapeutische Möglichkeiten, deren Wirkungen und Nebenwirkungen etc.?

In Deutschland ist gesetzlich festgelegt, dass ein *Arzt* den Patienten über die Diagnose und Behandlungsmöglichkeiten informiert.

„Das Aufklärungsgespräch muss durch den Arzt erfolgen; es darf nicht an nichtärztliches Dienstpersonal delegiert werden. Der Arzt, der eine ärztliche Untersuchungs- oder Behandlungsmaßnahme durchführt, muss nicht mehr aufklären, wenn diese Aufklärung bereits durch einen anderen Arzt erfolgt ist; er muss sich jedoch hierüber Klarheit verschaffen" [Narr 2005, S. 456.33].

In einer schottischen Studie äußerten 60% der befragten Krebspatienten den Wunsch, die Diagnose von einem Arzt im Krankenhaus zu erfahren, 14% zogen den Hausarzt vor, 2% eine Krankenschwester und der Rest (24%) hatte keine Präferenz [vgl. Meredith 1996].

Es sollte der Patient sein, der entscheidet, welcher Arzt die Diagnose überbringt. Oft wird es wohl der Arzt sein, der als Erster die sichere Diagnose kennt. Ob es der Chefarzt der Abteilung sein soll, der Oberarzt oder ein Assistenzarzt, sollte aus der aktuellen Situation heraus entschieden werden. Richtungweisend könnten sein:

◢ früherer Patientenkontakt und Kenntnis des Patienten

◢ Wissen über Krankheit und Prognose

◢ Wissen über Behandlungsmöglichkeiten, deren Wirkung und Nebenwirkungen

◢ kommunikative Fähigkeiten

◢ emotionaler Kontakt mit dem Patienten (Glaubwürdigkeit und Vertrauen)

„Meine Geschichte von der Diagnose"

„Meine Geschichte von der Diagnose" ist das Diagnose-Erlebnis einer Kopenhagener MS-Patientin. Es ist auch im dänischen Original sehr außergewöhnlich und sehr eindrucksvoll geschrieben. So mancher Satz muss zweimal gelesen werden, um zu verstehen, was die Verfasserin meint. Auch im Dänischen gibt es keine Absätze innerhalb der Abschnitte. Ich habe aus Authentizitätsgründen wenig daran geändert und auch im Deutschen die markanten Satzkonstruktionen beibehalten. Wo im Deutschen aus Verständnisgründen Text zugefügt ist, ist dieser in Klammern gesetzt.

Mittwochmorgen. *Ich habe einen Termin auf der radiologischen Abteilung zu einer routinemäßigen Kernspintomographie meines Gehirns, da ich an Epilepsie leide. Meine gute Stimmung und meine Neugierigkeit geben in den harten, nackten Wänden Widerhall, während ich versuche, mich in dem kafkaesken Labyrinth zurechtzufinden. Ich werde ein bisschen verwirrt und missvergnügt, als mir erklärt wird, dass ich BH und Hose ablegen muss, weil Nickelhäkchen und Aluminiumknöpfe sonst die Röhre verwirren und missvergnügt machen. Dann auf die Bahre und langsam gleite ich in das große, runde Metalltier hinein. Nach 10 Minuten Langeweile erkenne ich, dass das Erlebnisniveau weit unter meiner neugierigen Erwartung liegt. Friere etwas in dem menschenleeren Raum und entdecke, dass die Sprechanlage, die mir mitgegeben wurde, nicht funktioniert. Eigenartige Laute – eigenartige Gedanken. Merke zu meiner Überraschung, dass ich zum ersten Mal spüren kann, wovon Klaustrophobiker reden. Zurück durch die Gänge ins Freie. Sitze allein bei der Bushaltestelle in meiner Antiklimax-Blase.*

Novembernachmittag. *Der alte nette Neurologe mit dem weißen Haar sagt es direkt. Multiple Sklerose. Mein internes Lexikon blättert hin und her und übertäubt seine übrigen Sätze. Ich fülle 15 Minuten in seinem Terminkalender. Ich werde aus dem Büro hinausgepufft, zurück in die Welt, ohne dass ich es schaffe, meinen Mantel anzuziehen. Die Welt sieht anders aus, als ich rein ging, aber mein Hirn ist zu beschäftigt mit dem leeren Gefühl des Blätterns, als dass ich die*

*neue Welt kartografieren kann. Meine Beine funktionieren noch – sie
gehen sogar ganz von allein.*

Januarfrost. *Der junge nette Arzt der Sklerosenklinik ist sehr freund-
lich, denn er sagt, dass es vermutlich doch nicht Sklerose ist. Vermutlich ist es eine bedeutungslose, angeborene Struktur im Hirngewebe.
Ein Komma in der Zustandsbeschreibung eines vornehmen Hauses,
eine kleine Kalkablagerung auf dem reinen Glas. Ich kann ruhig nach
Hause gehen, denke ich unruhig. Der große Rollstuhl in meinem Kopf
parkt weiterhin stur dort, denn er mag noch nichts von Sklerose erzählen. Andererseits will er wissen, welche Einstellung ich habe, wenn es
darum geht, Medizin gegen die Krankheit zu nehmen. Meine feuchten
Augen versetzen ihn in eine jähe verbale Flucht. Der Schmerz in Mut-
ters Augen hüllt mich in lindernde Fürsorge; er ist das einzig Mensch-
liche im Raum, sagt mir aber auch, dass schwere Zeiten bevorstehen.
Meine angespannten Beinmuskeln tragen mich anschließend schnell
in den Raucherraum, und meine zusammengebissenen Kiefer halten
die Gefühle zurück. Aber zwei große Gefühle kämpfen in meinem
Inneren: Die Wut und die Sorge. Der Arzt und die Sklerose.*

Frühjahrsluft. *Ich bin wieder im Labyrinth und versuche den Weg
zu finden. Ein anderes Labyrinth als das letzte Mal. Das große runde
Metalltier verschluckt mich aufs Neue. Im Inneren haben sie einen
Spiegel installiert, das heißt, ich kann die Menschen im Computer-
raum nebenan sehen. Gibt das falsche Gefühl, es sei jemand in der
Nähe. Soll komische Gedanken in die Flucht jagen. Treibt stattdessen
schlimmere Gedanken hervor, als ich die Falten auf seiner Stirn sehe,
während er sich die Computerbilder anschaut, die (auf seinem Moni-
tor) auftauchen. Der Mann mit der faltigen Stirn ruft einen zweiten
Mann hinzu, der ähnliche Falten zieht, als er tief in mein inneres, pri-
vates Gewebe schaut. Um mir nichts über mein Inneres auf eine falsche Art zu erzählen, erzählen sie mir gar nichts. Um mir Sicherheit
zu geben, geben sie mir Unsicherheit. Ich erwarte dieses Mal die gleiche Antiklimax im Anschluss, aber stattdessen erreichen meine Spe-
kulationen eine vorläufige Klimax.*

Junimorgen. *Der junge nette Arzt der Sklerosenklinik ist heute nicht
ganz so nett, denn ihm gefallen meine Fragen nicht, mein Wissen,
das ich mir so mühsam zusammengesucht habe. Die Fragen brechen*

seine verbale Flucht in kürzere Spurts auf. Die Antworten schweben umher wie Seifenblasen. Jedes Mal, wenn ich glaube, eine Antwort zu finden, zerspringt die Blase, und ich stehe mit nichts in der Hand da. Mein heutiges anderes, forderndes Wesen zerstört unser gemütliches Zusammensein. Der große Rollstuhl steht jetzt mitten im Raum und rührt sich nicht. Nach seiner Flucht fliehe ich selbst in den Raucher-raum. Mein Freund will lieber in die Kantine fliehen, um einen Sand-wich zu essen.

Hitzewelle. Heute gehe ich von einem Raum zum nächsten, mit einem kleinen Test in jedem Raum. Erinnert mich an Orientierungs-läufe im Schullandheim, als ich klein war. Ein kleiner, gemütlicher Test, und dann weiter in den nächsten Raum. Zu guter Letzt gewinne ich meine Prämie: Ich darf nach Hause gehen. Im Bus überfallen mich Zweifel, ob Sklerose sichtbar ist, aber ich entdecke, dass die Augen auf die vergessenen Plastikleitungen schauen, die unter der Bluse hervorragen. Da wo mein Körper von den Apparaten losgerissen wurde. Ich bekomme meine ersten komischen Erlebnisse mit der Krankheit. Mein inneres Gekicher gibt weder für Klimax oder Antikli-max Raum.

Septemberwolken. Die heutigen Untersuchungen waren sehr weit vom Schullandheim meiner Kindheit entfernt. Ich hatte heute auch ganze zwei Stützpfeiler mit: meine Mutter und meinen Freund. Ein noch jüngerer und noch netterer Arzt stach vorsichtig eine Nadel dort hinein, wo bisher noch nie Nadeln waren. Weit in mein Inneres hinein. In meine verwundbare Wirbelsäule. Ich zuckte kurz, als er die Nadel einstach, auch wenn ich das nicht durfte, aber die restliche Zeit war ich ein braves Mädchen. Ein liebes kleines Mädchen mit dem Gefühl einer massiven Eisenstange quer durch ihren Körper. Atem angehalten, während er meine private Flüssigkeit in ein Glas laufen ließ. Anschließend überraschend einer der rührendsten Augenblicke meines Lebens. Langsam und vorsichtig mit zwei von Liebe erfüllten Menschen an meiner Seite zu gehen – einen an jeder Hand.

Winterregen. Der junge nette Arzt auf der Sklerosklinik kann heute nicht fliehen. Kernspintomographie und Lumbalpunktion sind Skle-rose-positiv. Aber er sagt, es braucht auch Symptome, ehe ich Medika-mente bekommen darf. Ich bemerkte, dass er während seiner Flucht

*kurz über ein paar Symptome stolperte, aber das bemerkte er selbst
vielleicht nicht. Aber ich darf keine Medikamente bekommen. Er
weist immer noch meine Fragen von sich. Ich darf nicht Mitglied im
Verein sein. Ich darf nicht in die Wärme (hinein) kommen. Parado-
xerweise WILL ich gar nicht rein, aber ich weiß, ich muss. Meine
zunehmend fordernde Art braust wie eine große Welle gegen seine
mehr und mehr abweisende und ungeduldige Felsenwand. Aber, was
er macht, wirkt. Noch habe ich nicht vor ihm geweint. Er hat nicht
mehr Tests für mich, und er schiebt meine Wut-Wolke aus der Tür,
und sie löst sich auf und verwandelt sich in Regen. Ich fliehe in die
Toilette und lasse den Regen fallen. Ich hatte mir versprochen, DIE-
SES MAL wollte ich Antworten haben.*

*Erst als ich in die Vorhalle gelange, geht es mir auf, dass DIE
LUMBALPUNKTION POSITIV WAR! Dabei hatte er doch versprochen, sie würde es nicht sein. Ich hatte ja gerade mit einer Kraftan-
strengung meine Negativität zur Seite geschoben. Es hatte so lange
gedauert, das positive Gefühl zu beschwören, natürlich würde sie
nichts zeigen. Irgendetwas in mir bricht entzwei, und Regen fällt wieder, dort, mitten in der Vorhalle.*

*16. November 2001. Ich trete fast triumphierend ins Zimmer des
jungen freundlichen Arztes. Ich kann ein Symptom vorweisen! Eifrig
stelle ich mich hin und lasse die Hosen fallen (! ...), sodass er sich
durch Anschauen und Untersuchung vergewissern kann, dass ich
nicht meine eigene Haut auf dem linken Bein und der linken Pobacke
spüren kann. Er lässt mich in die Wärme (hinein). Er weiß nicht,
dass ich schon lange dort gewesen bin. Ich darf jetzt Medikamente
bekommen. Ich darf sogar Medikamente bekommen, ohne ihre Wirkung und ihre Nebenwirkungen zu kennen. Ich darf eine Überweisung
zur Himmelspforte bekommen. Eine Abteilung in Aarhus, die mir mit
meiner problematischen und schweren Verstopfung helfen kann. Zum
ersten Male fliehe ich nicht aus seinem Konsultationsraum. Ich trete
entschlossen aus dem Raum und aus der Unsicherheit.*

[J.R. URL 3]

Vorbereitung zum Gespräch

Das ideelle Setup – Zeit ohne Grenzen, Ruhe im Gespräch, Sachlichkeit (wo sie angebracht ist) und Emotionen (wo nur sie zählen), Wissen und Ungestörtheit – all das wird leicht vom Alltags-
geschehen zunichte gemacht: Die Zeit, die ich für die
Vorbereitung eingeplant hatte, ist für eine akute Operation
gebraucht worden, für eine Visite, die länger als vorgesehen
dauerte, für einen dringenden Krankenbesuch, für eine (zu) lange Kaffeepause, ein Telefongespräch mit einem Versicherungs-
vertreter, oder einfach vertrödelt, weg, nicht mehr vorhanden.
Alles unvorhergesehene Dinge, die nicht eingeplant waren –
und jetzt wartet der Patient.

**Ideal versus
Realität**

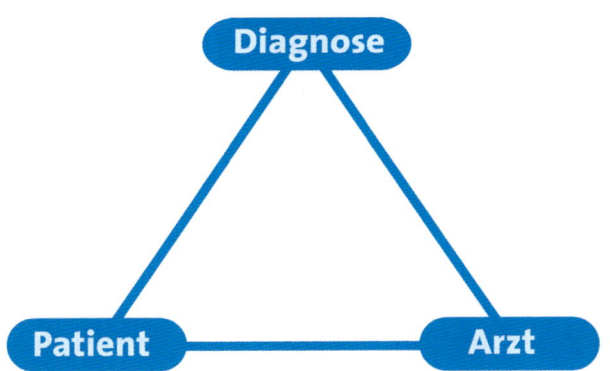

Abb. 10: Eckpfeiler

Die drei Eckpfeiler des schweren Gesprächs sind:
- die zu vermittelnde Diagnose
- der im Mittelpunkt stehende Patient
- der die Botschaft überbringende Arzt

Die Vorbereitung zum schweren Gespräch besteht zunächst in
der Absicherung und Überprüfung der Eckpfeiler in dieser Reihenfolge:
1. Stimmt der Patient?
2. Stimmt die Diagnose?

Es ist eine letzte Kontrolle vor dem Gespräch. Sie ist schnell getan – und dennoch passieren immer wieder Verwechslungen.

Danach heißt es, in Gedanken die Linien entlangzuwandern, die die Eckpfeiler verbinden.

Patient – Diagnose

Patient Zunächst geht es um folgende Überlegungen:

◢ Wie viel weiß der Patient (vermutlich) über die Krankheit?

◢ Hat er Erfahrungen mit der Krankheit aus dem Familien-, Freundes- oder Bekanntenkreis?

◢ Hat er Wissen durch seine Ausbildung und/oder durch allgemeines Interesse?

◢ Hat er sich Wissen aus der Literatur oder dem Internet angeeignet?

◢ Wie steht es um seine allgemeine, soziale und emotionale Intelligenz?

◢ Wie leicht/schwer wird es ihm fallen, die Konsequenzen der Diagnose zu begreifen?

Einzig mögliche Orientierung Wozu all diese Betrachtungen, die sich ausnahmslos an der Vergangenheit orientieren? Nichts von dem, was ich mir nun gedanklich zurechtlege, muss sich als richtig erweisen, weil es früher richtig war. Eine existenzielle Botschaft verstehen heißt, sein Leben auf den Kopf gestellt zu sehen. Im Nu wechseln Prioritäten. Was gestern wichtig und gültig war, ist es heute vielleicht nicht mehr. Warum also all diese Fragen? Weil die Antworten der *einzige* Fingerzeig sind, nach dem ich mich richten kann. Ich kann mich nur an der Vergangenheit orientieren.

Diagnose – Arzt

Auch diese Vorbereitung zielt nicht darauf ab festzulegen, was gesagt werden *soll*, sondern vorbereitet zu sein auf das, was zur Sprache kommen *kann*.

Diagnose **Welcher Art ist die Diagnose, die ich vermitteln soll:**

◢ Fatal?

◢ Zur Invalidität führend?

◢ Was weiß ich über diese Krankheit?

Was wird (wahrscheinlich) den Verlauf der Krankheit prägen?   **Prognose**
◢ Schmerzen?
◢ Mobilitätseinschränkungen oder gar -verlust?
◢ Gedächtnisschwund?
◢ Emotionale Störungen?
◢ Gestörte Beziehungen zum Umfeld?
◢ Beeinträchtigung der persönlichen Hygiene?

Welche Behandlungsmöglichkeiten gibt es?   **Therapie**
◢ Chirurgische Eingriffe?
   – … und ihre Folgen – hierunter kosmetische Folgen?
◢ Ionisierende Strahlentherapie?
   – und ihre Folgen – kurzfristig und langfristig?
◢ Chemotherapie?
   – optimale, wahrscheinliche und mögliche Wirkungen
   – wahrscheinliche und mögliche Nebenwirkungen

Was kann optimal bei der Behandlung (auch bei der Kombi-   **Behandlungsziel**
nation verschiedener Behandlungen) erreicht werden?
◢ Heilung?
◢ Verzögerung der Progression?
◢ Palliation?

Patient – Arzt
Wie groß ist das Vertrauen des Patienten?
Die Bedeutung der Glaubwürdigkeit ist wiederholt betont wor-   **Vertraut mir der**
den und wird es auch hier. Ein gewisses Maß an Vertrauen wird   **Patient?**
mir (meistens) kraft meines Berufes entgegengebracht; einem
Beruf, dem auch im Anfang des 21. Jahrhunderts in vielem
(wenngleich sicher nicht in allem) vertraut wird. Doch wie steht
es mit dem persönlichen Vertrauen, dem von Mensch zu
Mensch? Wie bereits erwähnt (s. S. 28), ist das Vertrauen nicht
per se gegeben. Wenn ich den Patienten kaum kenne und dem-
zufolge ein Vertrauensverhältnis nicht existiert, steht das
Gespräch unter einem ungünstigen Stern. Vielleicht gibt es
einen Kollegen, zu dem der Patient mehr Vertrauen hat?

Was weiß ich über den Patienten?

Mein Arzt kennt mich

„Mein Arzt kennt mich" ist im Kern die Ursache von Patienten-
loyalität. „Clearly, patient's trust in their physician, assessment
of how well the doctor knows them and the quality of communication and interpersonal treatment were the leading predictors of patient's loyalty to their primary care physician's
practice" („Offensichtlich sind das Vertrauen der Patienten in
ihren Arzt, die Einschätzung, wie gut der Arzt sie kennt, und die
Qualität der Kommunikation und der persönlichen Behandlung
die führenden Prädiktoren der Loyalität zur Praxis ihres Haus-
arztes") [Safran et al. 2001].

Krankenge-schichte *und* Person

Zu diesem „Mein Arzt kennt mich" gehört nicht nur das
Wissen um die *Krankengeschichte* (besonders die Krankheiten,
die der *Patient* als bedrohlich empfand), sondern auch Kennt-
nisse über die *Person* (Familienverhältnisse, Arbeit, Netzwerk).
Hierzu zählen alltägliche Dinge wie Ausbildung, Arbeitsplatz,
Position, Wohnort und Name (und vielleicht Alter) des eventu-
ellen Partners und der Kinder. Zweifelsohne kann ein Gespräch
auch ohne diese Informationen – die wahrscheinlich im Krankheitsverlauf nicht einmal eine große Bedeutung gewinnen werden – durchgeführt werden, aber wenn sie vorliegen, spielen sie
eine Rolle, und zwar genau *die Rolle*: „Mein Arzt kennt mich."

In diesen Bereich gehört auch das Wissen um die psychoso-
ziale Situation des Patienten. Ist z.B. eine ihm nahe stehende Person an dieser Krankheit gestorben, wird es *seine Wahrnehmung*
entscheidend beeinflussen. Auch wenn die Prognose in seinem
Fall wesentlich positiver ausfällt, wird es ihn schwerer treffen, als
wenn er diese Erfahrung nicht hätte [vgl. Fallowfield 1993].

Mein Name – meine Identität

Ohne den *Namen* des Patienten zu kennen, kann ein schweres Gespräch nicht geführt werden. Es ist ein unbedingtes *Muss*,
ihn zu kennen. Die Identität eines Menschen hat sehr viel mit
seinem Namen zu tun. Einen Dietrich mit Dieter oder Diethelm
anzureden ist das Gleiche, als wenn ein Gerhard Oskar oder
Rudolf genannt wird.

Eigene Gefühle und Erwartungen

Sympathie – oder …?

Nicht nur der Patient wird von seinen *Gefühlen* gesteuert. Sie
sind es auch. Sich seiner Gefühle *bewusst* zu sein, eröffnet die
Möglichkeit, sie zu beeinflussen und die *Konsequenzen* abzu-

schätzen. Es ist nicht verwerflich, sich einzugestehen, dass es weniger angenehme Patienten gibt – aber es wäre diskriminierend, sie deswegen schlechter zu behandeln. Dieses Risiko verringert sich, wenn daran gedacht wird, vorausgesetzt, man ist sich seiner Gefühle bewusst.

Erwartungen sind entscheidend für die Interpretation unserer Sinneseindrücke. Die Wahrnehmungen der Sinnesorgane werden nach ihrer Registrierung in den jeweiligen sensorischen Zentren *verarbeitet* und anschließend subkortikal *gedeutet*. Hierbei wird aus einer Reihe von Möglichkeiten eine ausgewählt, der die Bezeichnung „richtig" zugeordnet wird. Bei diesem Interpretationsprozess fällt den Wünschen und Erwartungen eine entscheidende Bedeutung zu [Grolle 2003; Greenberg URL 4]. Deswegen macht es Sinn, sich über die Erwartungen, positiven wie negativen, der eigenen wie denen des Patienten, Gedanken zu machen. Für die eigenen gilt: Wer sich seiner Erwartungen *bewusst* ist, reagiert weniger heftig, wenn sie nicht erfüllt werden: Es sind *nur die eigenen Erwartungen*, die sich nicht bestätigen. Für die Erwartungen des anderen gilt: Nur wer sich über die Erwartungen des Patienten Gedanken macht, kann sagen, *ob* er sie ggf. *erfüllen will* – oder nicht. Im letztgenannten Fall kann er dem Patienten mitteilen, *warum* er sie *nicht* erfüllen will (oder kann) – womit er zumindest zeigt, dass sie ihm nicht fremd sind.

Erwartungen steuern

Zum Bekenntnis zu den eigenen Gefühlen gehören Antworten auf die Fragen:

Eigene Gefühle

- Fühle ich mich unsicher, wie ich das Gespräch anfangen, führen und später beenden soll?
- Habe ich diffuse Schuldgefühle, weil ich dem Patienten Schmerz zufügen werde?
- Habe ich ein reelles Schuldbewusstsein dem Patienten gegenüber, weil ich etwas versäumt habe (z.B. diagnostische Untersuchungen erst spät eingeleitet)?
- Fühle ich mich der Sache gewachsen oder habe ich Angst, nicht kompetent genug zu sein?
- Fürchte ich das Vertrauen des Patienten zu verlieren?
- Fürchte ich mich vor den Gefühlen des Patienten?

Menschen agieren und reagieren im Großen und Ganzen vernünftig:

Menschen (re-)agieren vernünftig!

- Im Moment des Handelns!
- Vom eigenen Standpunkt aus gesehen!

Wenn jemand anders als erwartet (re-)agiert, gibt es eine Erklärung dafür, die anderen nicht bekannt sein muss. Sie ist in seinen Paradigmen verankert.

Im schweren Gespräch können protektive Mechanismen (Verdrängung, Erkenntnisverweigerung etc.) oder andere Sinnvolle Gründe eine Erklärung für unverständliches Verhalten liefern. Man sollte sie als etwas zum Patienten Gehörendes betrachten, sie akzeptieren und (verbal/nonverbal) nicht negativ darauf reagieren.

Eigene Mängel Zu den Vorbereitungen gehört auch, dass man sich die eigenen, *weniger* starken Seiten ins Bewusstsein ruft, wiederum um sie selbst zu beeinflussen.

◢ Bin ich hin und wieder überredend (oder vielleicht gar „überrollend") in meiner Argumentation?

◢ Brauche ich manchmal defensive und/oder protektive Kommunikationsstrategien, um mich selbst zu schützen?

◢ Wirke ich mitunter arrogant auf meine Umgebung?

Bei einem Ja stellt sich gleich die nächste Frage: Heißt „hin und wieder", „manchmal" oder „mitunter" nicht eher „des Öfteren", „oft" oder gar „in der Regel"?

Eigenschaften wie die genannten haben die Angewohnheit, sich besonders herauszuheben, wenn man sich unsicher, unwohl, gedrängt und im Stress fühlt – und das ist im schweren Gespräch der Fall. Sie erzeugen eine Art kommunikative *Isolationskapsel*: Der andere fühlt sich überrollt, hält sich mit Fragen zurück, sagt Ja, obwohl er es nicht oder nur eingeschränkt meint, und erlebt nicht nur den Inhalt, sondern auch die Atmosphäre als äußerst unangenehm.

Momentaner Auch mein eigener, ganz persönlicher Zustand in diesem
Zustand Moment ist eine Überlegung wert:

◢ Bin ich heute einfach und ohne erkennbaren Grund in schlechter Stimmung, habe einen negativen Tag, wo alles elend scheint?

◢ Bin ich verärgert und irritiert, weil jemand nicht tat, was ich erwartete?

◢ Bin ich müde und erschöpft, weil ich Notdienst hatte und 20 Stunden nicht geschlafen habe?

◢ Bin ich unsicher, weil ich mich nicht ordentlich vorbereitet habe?

Zielsetzung macht Sinn, wenn das Ziel sinnvoll *formuliert* werden kann und operative *Prozeduren* zur Erreichung des Zieles benannt werden können. Welche Ziele könnten beim schweren Gespräch anstrebenswert sein? Dem Patienten die Botschaft verständlich zu machen, ohne dass er den Mut verliert? Ihm begreiflich zu machen, dass er nicht mutterseelenallein dasteht, sondern dass man ihn medizinisch und in Gesprächen begleiten will, ihm seine Fragen beantworten und ihm auch zuhören will?

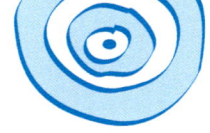

Es mag viele Ziele geben, drei wichtige sind:

◢ Dass der Patient die Botschaft versteht.

◢ Dass man selbst seine Glaubwürdigkeit bewahrt.

◢ Dass es gelingt, dem Patienten zu vermitteln, dass er in seiner Not nicht allein gelassen wird.

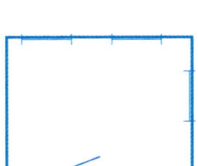

Der äußere Rahmen

Es gibt ein Umfeld, einen Rahmen um das Gespräch, der unbedingt intakt sein *muss*. Studien belegen, dass eine private Atmosphäre in einem angemessen Raum, keine Unterbrechung und eine angemessene Zeit sich positiv auf das Erlebnis des Gesprächs auswirken, und zwar sowohl auf den Arzt wie auf den Patienten. Die erfüllten Bedingungen *garantieren* keinen optimalen Verlauf, aber sie tragen *zumindest* nicht von vornherein zu einer unangenehmen Atmosphäre bei [vgl. Dias 2003; Dickson 2002; Ptacek 2001; Fallowfield 1993].

Zum Rahmen gehören:

◢ Ein Gesprächsraum von *angemessener Größe*.

◢ Eine Einrichtung (Möblierung), die es möglich macht, auf *gleicher Ebene* und in angenehmer *Nähe* zum Patienten zu sitzen – nicht (zu) dicht, und auch nicht (zu) weit auseinander.

◢ *Ungestörtheit* – das heißt:

a) Andere Personen dürfen nicht hereinkommen oder durchlaufen. Falls es ein von mehreren Personen benutzter Raum ist, kann ein Schild mit „Bitte nicht stören" anzeigen, dass der Raum besetzt ist.

b) Das Personal ist darüber informiert, dass ich, außer in lebensbedrohlichen Fällen, nicht gestört werden will.

c) Telefon, Handy, Pager (und ähnliche Elektronik), die sich mit ablenkenden und störenden Signalen melden können, sind abgeschaltet oder außerhalb des Raumes hinterlegt.

◢ Ausreichend Zeit zum Gespräch – und die Bereitschaft, sie auch zu überschreiten, wenn es geboten scheint.

◢ Einige Minuten, in denen ich mich auf den Patienten und das Gespräch vorbereiten kann.

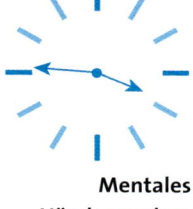

Mentales Händewaschen

Egal, womit ich mich beschäftigt habe, ungeachtet der Zeit, die ich möglicherweise dem Terminplan hinterherhinke: Ich habe es nötig, *Ruhe* in mich einkehren zu lassen – *gerade* wenn ich im zeitlichen und/oder emotionalen Stress bin. Ich brauche eine kurze *Besinnung*, wenn mich als Nächstes ein schweres Gespräch erwartet. Es ist wichtig, mich meiner Gefühle dem Patienten gegenüber bewusst zu werden und sich auf eine von Ruhe geprägte Stimmung einzulassen. Jeder Chirurg wäscht sich, bevor er zur Operation schreitet, die Hände – egal wie viel Zeitrückstand existiert. Bei jedem Arzt sollte vor einem schweren Gespräch ein „mentales Händewaschen" erfolgen, um den Kopf freizubekommen. Viele Patienten wären besser und fürsorglicher bedient, wenn wir Ärzte die Tage und Stunden, die wir mit Kommunikationsseminaren und -kursen verbringen, verteilen würden auf ein paar Minuten vor dem Gespräch. Einige Minuten, in denen wir uns darauf einstellen, was unmittelbar bevorsteht: die Vermittlung der Diagnose und ein kurzes Resümee der Tagesordnung:

Die geplante Tagesordnung

◢ Den Patienten *vorbereiten* auf eine einschneidende Diagnose; fragen, was er *weiß* und *wie viel* (wie detailliert) er *wissen will*, sich die Antworten merken und sich darauf einstellen. Dann die Botschaft *vermitteln*, in einer *klaren und verständlichen Sprache*, so positiv wie möglich – jedoch nicht auf Kosten von Glaubwürdigkeit und Realitätssinn. Dem Patienten *Zeit geben* zum Verstehen, zum Besinnen und für *Fragen*. Auf Fragen und dahinter verborgene *Gefühle* antworten und *Hilfe*, die ich geben *kann* und *will*, zusagen [vgl. Dias 2003; Garg 1997].

◢ Niemand ist über seine Kräfte und Möglichkeiten hinaus verpflichtet. Sie realistisch einzuschätzen und Stellung zu nehmen, was ich zusagen will (und was nicht) – auch das gehört zur letzten Vorbereitung des schweren Gesprächs.

◢ ... und schließlich: Mir klar zu machen, dass ich jetzt eine Sphäre betrete, über die *niemand* Kontrolle oder Macht hat: eine unheilbare Krankheit.

Keine Gewalt

Das *schwere* Gespräch

Häufig werden Gespräche mit Smalltalk eingeleitet, aber beim schweren Gespräch kommt man meist schnell zum Eigentlichen. Die Tagesordnung ist aufgestellt, wenngleich die Reihenfolge der Punkte noch offen ist.

Sofern der Patient, was äußerst selten vorkommt, einen Wunsch zur Tagesordnung hat, sollte er Priorität bekommen. Auch wenn der Sinn nicht unmittelbar erkennbar ist ... mit großer Wahrscheinlichkeit liegt etwas Sinnvolles hinter dem Wunsch. Aber auch wenn der Patient die Tagesordnung bestimmt, ist es der Arzt, der für die *Steuerung* des Gesprächs verantwortlich ist. Er muss dafür sorgen, dass die Ziele erreicht werden.

Man muss also eine Vorgabe im Hinterkopf haben, die folgendermaßen aussehen kann:

Vorgabe zur Tagesordnung

Fragen Sie den Patienten, was er:

◢ über seine Krankheit oder Symptome weiß und/oder annimmt,

◢ in Bezug auf die Diagnose wissen möchte (Übersicht, Details etc.) *... und richten Sie sich danach.*

◢ Bereiten Sie den Patienten darauf vor, dass Sie eine Botschaft haben, die keine gute ist.

◢ Informieren Sie den Patienten gemäß *Ihrem Wissen* und *seinen Wünschen* in einer *klaren* und *verständlichen* Sprache.

◢ Geben Sie dem Patienten Zeit, die Botschaft aufzunehmen.

◢ Nehmen Sie die Reaktionen des Patienten wahr.

◢ Beantworten Sie seine Fragen in einer klaren Sprache.

◢ Geben Sie ihm Raum für Gefühle und gehen Sie auf diese ein.

◢ Informieren Sie über die Rolle, die Sie zu übernehmen bereit sind.

◢ Verabreden Sie einen neuen Termin.

Eröffnung

**Den Patienten
„abholen"** Anno 1859: „Dass man, wenn es in Wahrheit gelingen soll,
einen Menschen zu einem bestimmten Ort zu führen, vor allen
Dingen darauf achten muss, ihn dort zu finden, wo er ist und
dort anfangen. Dieses ist das Geheimnis in jeder Kunst des Hel-
fens. Jeder, der das nicht kann, ist selber ein Trugbild, wenn er
meint, einem anderen helfen zu können. Um in Wahrheit
einem anderen helfen zu können, muss ich mehr verstehen als
er selber – aber doch wohl in erster Linie das verstehen, was er
versteht." [Sören Kierkegaard 1859].

Hier fängt auch das schwere Gespräch an.

Und wie sieht ein solches „Abholen" aus? Es kann ganz im
buchstäblichen Sinne sein:

*Emil war vier Jahre alt, als es sich abzeichnete, dass sein anderthalb-
jähriger Bruder an Leukämie sterben würde. Seine Reaktion: Er legte
sich schweigend unters Sofa und blieb manchmal Stunden dort liegen. Wenn man ihn ansprach: keine Antwort, nur Schweigen. Und
dann, nach Wochen, erzählte der Vater: „Eines Tages bin ich einfach
zu ihm unters Sofa gekrochen." Da haben sie ca. zehn Minuten
schweigend und Hände haltend nebeneinander gelegen, dann fragte
Emil: „Haben wir Cola im Kühlschrank?"*

Auch so kann Abholen aussehen. Wo weder Rufen, Bitten
oder Locken hilft – und Befehlen oder Drohen schon gar nicht –
da bleibt die Möglichkeit des Abholens. Manchmal im wörtli-
chen Sinne, wie bei Emil.

**Vermutungen
bekräftigen oder
entkräften** Was wir über das Wissen und die Vorstellungen des Patienten *annehmen*, kann genau das Richtige sein oder total daneben-
liegen. Es gibt nur eine Art, es herauszufinden: *zu fragen*.

Und schon ergeben sich Schwierigkeiten: Wie kann ich meine Fragen – ohne gleichzeitig anmaßend oder verletzend zu sein
– so formulieren, dass die Antwort mir das liefert, was ich
herausfinden möchte?

Solche Formulierungen sind individuell stark unterschiedlich. Wichtig ist, dass Sie sich mit der Frage nicht unwohl fühlen. Nur wenn Sie *selbst* mit der Art und der Formulierung *Ihrer*
Fragen einverstanden sind, stimmen *Ihre* nonverbalen Signale
mit den Worten überein. Nur dann brauchen Sie keine zusätzli-
chen Kräfte zum Anpassen der nonverbalen an die verbale Ebe-

ne – nur dann hat der *Patient* die Möglichkeit, Ihre Fragen *kongruent* zu deuten.

Beispiele für von *mir* gestellte Fragen sind:

◢ Woran haben Sie gedacht, wenn Sie wegen der Schulterschmerzen nicht schlafen konnten?

◢ Hat das Taubheitsgefühl Sie bekümmert, abgesehen davon, dass es irritierend war?

◢ Ist Ihnen der Gedanke gekommen, dass es etwas Ernstes sein könnte, als das Erbrechen nicht aufhörte?

◢ Was hat der Notarzt über Ihren blutigen Auswurf gesagt?

Es gibt nur eine Art, es herauszufinden: zu fragen, schrieb ich. Zum ehrlichen Fragen gehört, dem Patienten *Zeit zu lassen* für seine Antwort. Eine Studie über Anfangsrituale im Konsultationsgespräch lehrt: Knapp jedem vierten Patienten (23%) wurde Zeit gegeben, die Eröffnungsfragen des Arztes zu beantworten. Über zwei Drittel (69%) hatte der Arzt nach 15 Sekunden unterbrochen [vgl. Beckmann et al. 1984]. Ob es heute in unseren Krankenhäusern und Praxen besser aussieht?

Zeit geben für die Antwort ...

Beim Fragen ist es wichtig, nicht nur auf die verbalen Signale zu achten, sondern vor allem auf die nonverbalen: *Wie* wird es gesagt? Ist die Botschaft *kongruent*? Was liegt *implizit* in der Antwort? Was wird *nicht* gesagt? Auf welchen Teil der Frage wird *keine* Antwort gegeben?

Es passiert, dass der Patient von sich aus zu erkennen gibt, was er wissen möchte und was nicht.

Jens Nissen war 74 Jahre, als man während eines Krankenhausaufenthaltes ein Prostatakarzinom diagnostizierte. Nun war er nach Hause gekommen und hatte einen Termin, weil er „gerne wissen möchte, was es ist." Auf meine Frage, was er selbst meine, antwortete er: „Ich weiß es nicht." Im gleichen Atemzug setzte er fort: „Aber es ist auf jeden Fall gut, dass es nicht Krebs ist, denn das hat keiner in unserer Familie!"

Was Herr Nissen mir sagte, war etwas ganz anderes als die Worte, die er sprach. Die Botschaft lautete: „Ich weiß, dass ich Krebs habe – aber darüber will ich nicht reden, auf jeden Fall nicht jetzt."

Wir sprachen nicht mehr über Krankheiten, auch Fragen stellte er keine. Im restlichen Teil des Gesprächs ging es um seine Hühner, seinen Garten, den verregneten Frühling, und er verließ die Praxis scheinbar unbeeindruckt vom Gesagten – und Nichtgesagten. Er kehr-

te auch später nicht zu den ungestellten und damit auch unbeantworteten Fragen zurück.

Jens Nissen starb ein halbes Jahr später an einem Herzleiden, ohne andere Harnwegssymptome als Nykturie gehabt zu haben.

Gegen den Willen des Patienten kann kein Aufklärungsgespräch geführt werden, das seinem Namen gerecht wird. Ohne Klärungsbedarf und Klärungswunsch wird es zur psychischen Vergewaltigung.

Auch der Gesetzgeber stellt hier keine Forderung:

Wie tief?

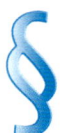

„Gibt der Patient deutlich zu erkennen, dass er eine Aufklärung nicht wünscht (Aufklärungsverzicht), so kann diese unterbleiben" [Narr 2005, S. 456.34].

In der Regel kann die Frage nicht umgangen werden, auf welchem Informationsniveau der Patient informiert werden möchte, denn es führt zu *weniger* Distress, diesen Punkt zu erörtern als ihn nicht zu klären. Die Formulierung der Frage ist eine Gratwanderung, denn die Frage impliziert die Ankündigung einer einschneidenden Diagnose. Und dennoch kann man die Frage nicht vermeiden. [Buckmann 1992, S. 75]

▲ Wie viel möchten Sie wissen?

▲ Wenn es eine schwere Botschaft ist, wie detailliert möchten Sie sie erfahren?

▲ Möchten Sie, dass ich Ihnen Einzelheiten der Krankheit erkläre, oder wollen Sie lieber nur eine Übersicht über die Behandlungsmöglichkeiten?

Fragen, hören und sich nach der Antwort richten

Fragen heißt auch, *nicht nur* empathisch der verbalen und nonverbalen Antwort zuzuhören, sie das eigene Verhalten bestimmen zu lassen, sondern auch zu betonen, dass die Antwort *nur hier und jetzt* gilt. Auch zu unterstreichen, dass der Entschluss, ein Thema auszuklammern, jederzeit geändert werden kann; dass Themen, die heute nicht erwähnt, geschweige denn besprochen werden, morgen den Kern des Gesprächs bilden können. Aber nur wenn Sie die Entscheidung des Patienten respektieren und ruhen lassen, was er im Moment nicht wissen will, geben Sie ihm Kraft und Mut, seine Entscheidung morgen zu ändern. Auch das hat mit Vertrauen und Glaubwürdigkeit zu tun.

Der Patient bestimmt kontinuierlich das Informationsniveau. Sie sollten ihn darauf aufmerksam machen, dass er Sie jederzeit unterbrechen kann, und sei es mitten in einem Satz:

„Wenn meine Beschreibung Ihnen zu ausführlich wird, können Sie mich jederzeit unterbrechen. Sie bestimmen, wie viel Sie wissen wollen, und was Sie sich wünschen, kann jederzeit, wirklich *zu jeder Zeit*, geändert werden."

Es gibt Patienten, die nicht über ihre Krankheit sprechen möchten. Gleich jenen, die volle Informationen über ihr Leiden wünschen und erwarten, haben auch diese Patienten ein moralisches und juristisches Recht auf Respektierung ihrer Wünsche. Sie haben ein Recht, nicht mit Informationen konfrontiert zu werden, die sie nicht wollen. Es mag schwierig sein, das Wort „Lungenkrebs" aus dem Gespräch zu halten, wenn Müdigkeit, Schmerzen, Husten und Atemnot zunehmend die Tage des Patienten prägen, wenn der Gewichtsverlust rapide zunimmt und die Medikamente ständig erhöht werden müssen, um die Symptome zu lindern. Dennoch: Wenn es die Wahl des Patienten ist, sollte sie respektiert werden.

Nicht darüber reden wollen ...

In solchen Fällen kann mit großer Wahrscheinlichkeit davon ausgegangen werden, dass der Patient von seiner ernsten Krankheit *weiß*. Menschen der nördlichen Halbkugel wissen im 21. Jahrhundert, dass es unheilbare Leiden gibt. Aber Wissen ist das eine – es mit dem *Namen* anzusprechen, das andere.

... heißt nicht Unwissenheit

Vorbereitung auf die schwere Botschaft

Es gehört zu den Seltenheiten, dass ein Patient ganz ohne Vorahnung zu einem schweren Gespräch erscheint. In der Mehrzahl der Fälle sprechen die Symptome ihre eigene Sprache, und im Vorfeld sind meistens Untersuchungen vorgenommen worden, die zumindest einen Verdacht auf eine ernsthaftere Krankheit haben aufkommen lassen.

Nichtsdestotrotz sollte der Patient eine klare Vorwarnung bekommen, dass etwas Schicksalsschweres bevorsteht:

Vorwarnung

◢ Ich habe keine guten Nachrichten.
◢ Das Ergebnis der Röntgenuntersuchung ist sehr ernst.
◢ Es fällt mir nicht leicht, Ihnen die Diagnose zu sagen.

Das sind Beispiele, die *ich* im Laufe der Jahre gebraucht habe. Auch hier gilt es, mit der eigenen Person korrespondierende Formulierungen zu finden.

Darauf folgt eine Pause, die erst in dem Moment endet, da der Patient seine Bereitschaft zu erkennen gibt (häufig durch einen Blick), mehr zu hören.

Die Information

Informations-niveau

Die Mehrzahl der Patienten will wissen, was ihnen fehlt. In einer schottischen Studie fanden sich 79%, die „so viel wie möglich" wissen wollten. Beim Thema Krebs waren es sogar 97% [vgl. Meredith 1996].

Wie *detailliert* die Informationen erwünscht sind, ist individuell verschieden. Generell ist es aber nicht nur ein Wunsch, sondern ein Bedürfnis, über folgende Punkte ausreichend informiert zu werden [Meredith 1996]:

◢ *Diagnose* (den Namen der Krankheit in einer Sprache, die verstanden wird)
◢ Behandlungsmöglichkeiten
◢ *Nebenwirkungen* der Behandlung
◢ *Behandlungsziel* (palliativ oder kurativ)
◢ *Wahrscheinlichkeit* (Wird das Behandlungsziel erreicht?)

Sowohl die Tiefe als auch die Ausdehnung der vermittelten Informationen sind im Gespräch unterschiedlich. Sie sollten sich nach den Wünschen des Patienten richten. Es gibt Patienten, die gleichzeitig über Nebenwirkungen und Prognose unterrichtet werden wollen – aber auch solche, die nach der Diagnose den Kopf neigen und alles Weitere über sich ergehen lassen, ohne den Inhalt erfassen oder gar verstehen zu wollen/können.

Einordnen von neuem Wissen

Neues Wissen wird immer in existierende Muster, Annahmen oder bestehendes Wissen eingeordnet. Folglich muss klar sein, dass nur von dieser Basis ausgegangen werden kann. Neues Wissen muss, soll es Sinn bringen:

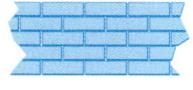

◢ auf bestehendem Wissen aufbauen, wo immer es möglich ist
◢ bestehendes Wissen korrigieren, wo es sachlich notwendig wird.

Aufbauen heißt, Stein auf Stein zu setzen, kleine Einheiten zusammenzufügen, wie beim Bau einer Mauer. Und so wie der Maurer eine Wasserwaage zur Kontrolle braucht, damit die Steine waagerecht werden, brauchen wir Fragen zur Kontrolle. Wir vergewissern uns mit ihnen, dass die Einheiten (Informationen für den Patienten) in seine „Mauer des Wissens" passen und die

Mauer nicht aus den Fugen gerät, sondern weiterhin in der Waage bleibt.

Ist eine Mauer schief, kann sie nicht (ohne Einsturzgefahr) weitergebaut werden. Es empfiehlt sich, die Steine oberhalb der Schräglage abzutragen und neu zu setzen – nicht notwendigerweise die ganze Mauer herunterzureißen oder ein neues Fundament zu gießen. Analog verhält es sich zum Basiswissen des Patienten, das nicht den sachlichen Tatsachen entspricht. Der Arzt findet heraus, bis zu welcher Stelle das Gefüge intakt ist und baut von dort aus mithilfe von Fragen – der „Kommunikationswasserwaage" – neu.

Sogar geschlossene Fragen (Entscheidungsfragen) wie: **Frage-Funktionen**
„Können Sie mir folgen?", „Macht das Sinn?" etc. haben Funktionen, die über eine Kontrolle des Verstehens (oder besser: des Verständnis-Aufbaus) hinausgehen:

◢ Sie können ständig die Aufmerksamkeit des Patienten überprüfen. Wird der Patient unaufmerksam, ist es meist ein Zeichen für seinen Kummer, das Gehörte nicht richtig verstanden zu haben.

◢ Sie aktivieren den Patienten, indem sie Information zu Kommunikation machen (s. S. 4).

◢ Sie signalisieren, dass Sie keinen Monolog führen wollen, sondern Ihnen die Beteiligung des Patienten wichtig ist. Damit können Sie dem Patienten die Scheu nehmen, den Arzt zu unterbrechen. Somit gestalten Sie das Gespräch weniger asymmetrisch.

Diagnose → Krankheit → Behandlungsmöglichkeiten → Behand- **Therapiewahl**
lungsziel → Nebenwirkungen → Prognose – das ist die Linie, der die Informationen folgen, wenn sie ernstlich informieren sollen. Diese Reihenfolge muss nicht zwingend eingehalten werden, aber die Punkte sollten nach dem Gespräch abgedeckt sein. Der Sinn besteht darin, dem Patienten eine *qualifizierte Grundlage* zu geben, von der aus er bezüglich der Behandlung *Stellung* beziehen kann. Stellung beziehen ist nicht das Gleiche wie Auswählen, es kann auch ein Ja zu einem Vorschlag sein. Wie bereits erwähnt, belegen Studien, dass die meisten Patienten – Ärzte eingeschlossen, wenn sie Patienten sind! – nicht den Wunsch hegen, selbst die Wahl der Therapie zu *treffen*. Dennoch ist es wichtig, dass der Patient aus voller Überzeugung zur vorgeschla-

genen Therapie zustimmt. Damit er davon überzeugt ist, muss er auch über Alternativen informiert sein [vgl. Ende 1995].

Kummer blockiert

Ein paar Worte über Kummer und mentale Abwesenheit: Niemand, wirklich niemand, der tief betrübt ist, kann sich auf anderes konzentrieren – egal was es ist. Kummer blockiert, und im schweren Gespräch signalisiert er häufig, dass „Ziegelsteine fehlen". Spüre ich die zunehmende Abwesenheit des Patienten, muss ich herausfinden, *welche Fragen* noch unbeantwortet sind – und muss darauf eingehen; erst so komme ich weiter.

Dem Patienten Zeit geben

Eine andere Welt

Ist die Diagnose verstanden, ist die Welt eine andere: Bedeutungen, was mehr, weniger oder gar nicht wichtig ist, ändern sich mit einem Schlag. Gefühle liegen blank: Angst, Wut, Schuld, Hoffnung, Niedergeschlagenheit und vor allem Ungewissheit, Trauer – und Einsamkeit. Ungewissheit darüber, wann welche Symptome eintreten werden: Schmerzen, Ermattung, Auszehrung. Auch darüber, was man wann nicht mehr kann, wann und wie man von anderen abhängig wird, vielleicht gar Ungewissheit, wie lange das Leben noch währt. Fragen – und keine Antworten. Trauer über Verluste, die offenkundig werden: physische Fertigkeiten, Selbstständigkeit und Kontrolle. Schließlich die Einsamkeit, vielleicht das Schlimmste von allem. Wie Martin A. Hansen in „Der Lügner" schreibt: „Wenn wir im Leben weit draußen sind, sind wir allein."

Ein Todesurteil im Gerichtssaal

Mich streift ein Gedanke: Wie viel hört wohl ein zu Tode Verurteilter von der *Begründung* des Urteils? Sobald das Urteil gefallen und ausgesprochen ist – ist die Rechtfertigung dann für ihn nicht egal? Sie mag für andere wichtig sein, für die Richter, die Geschworenen und die Öffentlichkeit, aber für denjenigen, dem das Urteil gilt ...?

Zurück zum schweren Gespräch: Schweigen bricht aus, wenn die Krankheit ihren Namen bekommt. Der Patient wird still, scheint mitunter fern zu sein, und manchmal rollen Tränen über seine Wangen.

Mit seinem Dasein da sein

Hilflosigkeit ist der Begriff, der meinem eigenen Gefühl in dieser Situation am nächsten kommt. Die „richtigen Worte" gibt es nicht, Worte reichen nicht aus, nicht einmal annähernd. Es gibt wenig, was ich für den Patienten tun kann. Nur Fürsorge zeigen – zeigen, dass ich warten kann: vielleicht ein Taschentuch reichen, vielleicht meine Hand auf seine legen, um das leise Zittern zur Ruhe zu bringen, vielleicht fragen, ob er etwas sagen möchte oder ob es etwas Konkretes gibt, das ich in diesem Moment für ihn tun kann. Aber in der Regel weiß ich nichts Besseres als nur Schweigen. In diesen Minuten liegt mehr Empathie im Schweigen als im Reden, mehr Verständnis im Sein als im *Tun*.

Helfen: Tun

Als Arzt bin ich es gewohnt, dass der Patient (und auch ich selbst) von mir erwartet, etwas für ihn zu tun: dass ich Medikamente verschreibe, eine Überweisung zur Physiotherapie ausschreibe, ihn zur Untersuchung schicke oder zu einem anderen Facharzt, der mehr weiß als ich. In der Tat ist diese Art von Hilfe die übliche. Aber es gibt Krankheiten, wo ich mit meinem *Tun* am Ende bin, wo mein Handeln nicht mehr greift.

Helfen: Sein

Es gibt eine andere Art zu helfen, die kein Handeln erfordert, in der aktive Tätigkeit nicht gefragt ist: *Sein*. Dasein. Da sein. Zuhören. Den Worten des anderen zuhören – den ausgesprochenen und *nicht* ausgesprochenen. Oder – auch das gehört zum Dasein – gemeinsam schweigen. In wacher Stille die Minuten verstreichen lassen – zusammen – und da sein für den anderen. *Mit ihm da zu sein*, wo er allein ist und unter Einsamkeit leidet.

Jedem?
Jedem, der will

Helfen durch Handeln ist nicht auf Arzt oder Krankenschwester beschränkt. Ganz allgemein kann der Mensch seinem Mitmenschen helfen, indem er etwas für ihn tut: dem Säugling durchs Wickeln, dem Kind mit Spielen, der Schülerin mit Schularbeiten, dem Gehbehinderten mit Einkaufen, der Blinden mit Vorlesen. Die Möglichkeiten sind zahlreich – so man *will*.

Auch das Helfen durch pures Da-Sein wird gebraucht: die Mutter, die das weinende Kind in den Arm nimmt; der Sohn, der seinem von Demenz gezeichneten Vater die Hand streichelt und ihn spüren lässt, dass er nicht allein ist; die Freundin, die der allein erziehenden Nachbarin aufmerksam zuhört, wenn sie über Schulprobleme ihrer Tochter spricht ...

Schildern heißt
(ein-)ordnen

Zuhören, aufmerksames Zuhören, steht an der Grenze zwischen Tun und Sein, vor allem, wenn es mit aktivem Fragen verknüpft wird. Wenn Sie einer Person aufmerksam zuhören, muss diese ihre Gedanken ordnen und in eine logische Reihenfolge bringen, bevor sie sie in Worte fasst. Vielleicht ist diese Gedankenarbeit das erste Mal für sie – und schon daraus ergeben sich neue Lösungsansätze, die sie vorher gar nicht sehen konnte. „Al andar se hace camino" (Der Weg kommt mit dem Gehen), sagte Antonio Machado y Ruiz. Gerade wenn man nicht weiß, wie es weitergehen soll, wenn kein Ziel sich anzusteuern lohnt, dann bleibt immer noch die Möglichkeit, einen Fuß vor den anderen zu setzten und die neuen Perspektiven auszuloten, die sich aus den einzelnen Schritten ergeben.

Auch beim Helfen durch Da-Sein sind die Möglichkeiten endlos – so man *will*.

Keine Euphemismen

Zurück zur Konsultation. Es gibt viele „Vielleicht-Aussagen"; manche sind angebracht, andere weniger – es ist abhängig von der Situation, von der Person und von meinem aktuellen Verhältnis zur Person. Nichts ist sicher, mit einer Ausnahme: Für Unehrlichkeit ist kein Platz. Euphemismen à la „Es wird schon gehen" u.Ä. sind teuer: Sie kosten Vertrauen. Es ist meine Glaubwürdigkeit, die schwindet, aber es ist der Patient, der darunter leidet, dass sein Arzt den Tatsachen, gerade wenn sie am schwersten zu tragen sind, nicht in die Augen schaut und ihnen keinen Namen gibt.

Minuten und Sekunden sind absolute Einheiten; der Begriff Zeit ist relativ. Geschwiegene Zeit wird als lang *erlebt*, wenngleich sich die Zeiger der Uhr kaum bewegen. Selten sind es mehr als zwei, drei Minuten, bevor der Patient von sich aus das Schweigen bricht; vielleicht sogar mit einer Entschuldigung, dass er dem Arzt „die kostbare Zeit stiehlt".

„Ich kenne keinen, für den in diesem Moment meine Zeit wichtiger ist als für Sie" *kann* eine Antwort sein, sofern man es ehrlich meint und bereit ist, die Konsequenz zu tragen: weiter den Worten des Patienten – und seinem Schweigen – zuzuhören.

Ja, das schwere Gespräch braucht Zeit. Ist sie nicht vorhanden, steht es von vornherein unter einem schlechten Vorzeichen. Ein unter Zeitdruck stehendes Gespräch hat eine unheilsame Wirkung auf den Patienten und auch auf den Arzt [vgl. Dickson 2002].

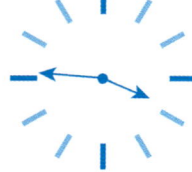

Zeit, in Minuten ausgedrückt? Zahlenangaben in der Literatur sind rar, denn jeder Fall ist individuell verschieden. Aus meinen eigenen Aufzeichnungen sehe ich jedoch, dass über 80% der Gespräche innerhalb von 30 Minuten zu Ende geführt sind. Kürzer, meine ich, sollte die Zeit nicht bemessen werden.

… und Mut und Hoffnung

Dass die Einstellung des Arztes Bedeutung für die Gesundheit des Patienten hat, auch (besonders?) bei unheilbaren Krankheiten, haben Studien im Laufe der Jahre gezeigt. Es ist einer der Gründe, warum wir als Ärzte – mit mehreren möglichen (dennoch realistischen) Krankheitsverläufen zu rechnen haben – und *den besten* nicht vergessen dürfen! Und auch nicht vergessen dürfen auf diesen aufmerksam zu machen, und zwar mit dem ganzen Spektrum verbaler und (bewusster) nonverbaler Signale, sofern er uns nicht gänzlich unwahrscheinlich scheint [vgl. Schofield 2003; Dias 2003].

Heilende Wirkung

Dem Patienten unrealistische Krankheitsverläufe zu schildern, würde nicht dem Wohl des Patienten dienen. Es würde nur *unrealistische Erwartungen* wecken, die sich in *Enttäuschungen* verwandeln. Der Patient würde Misstrauen hegen und an der Kompetenz des Arztes zweifeln. Er braucht jedoch gerade jemanden, auf den er sich verlassen kann. Jeder kann sich irren, kein Krankheitsverlauf ist sicher vorhersehbar, aber es ist ein Unterschied, ob es anders ging, als ich annahm, oder ob es ging, wie ich annahm, nur sagte ich etwas anderes.

Hoffnungen, Erwartungen und Enttäuschungen

Realistische Hoffnungen zu geben – auch dort, wo keine Aussicht auf Genesung besteht: zu Weihnachten die ganze Familie gemeinsam um sich zu haben, das Abitur der Enkelin mitzuerleben, Urgroßmutter zu werden, einen jahrelangen Streit mit dem Nachbarn beizulegen – oder einfach schmerzfrei einen stillen Sommerabend am Strand zu erleben und dem Sonnenuntergang zuzuschauen.

Hoffnung auf anderes …

> *Hoffnung kommt nicht von außen, Hoffnung wächst von innen – allein:*
> *Von außen kann man die Wachstumsbedingungen beeinflussen, indem man Raum gibt*
> *– auch für die Hoffnungslosigkeit.*

... und Wunder?

Wissen und Realität Zweifelsohne haben wir viel Wissen über Krankheiten, Prognosen, Forschungsergebnisse, Untersuchungen und Statistiken. Aber wir bewegen uns nicht lange im medizinischen Alltag, bis wir erfahren, dass es eine Wirklichkeit gibt, die *jenseits* derer liegt, die sich greifen, messen und beschreiben lässt, die sich nicht mit unserer Ratio erfassen und sich nicht in Studien einordnen lässt. Wir erleben, dass unser Sachverstand nicht immer mit der Welt übereinstimmt.

Franz Schumann war Diabetiker und Anfang 60, als er aus der Hauptstadt in unsere Gegend zog. Infolge der Diabeteskontrollen hatte ich regelmäßigen Kontakt mit ihm. Er führte ein ganz durchschnittliches und gewöhnliches Leben ... obwohl man vor 14 Jahren in einem renommierten Krankenhaus ein durch Biopsie gesichertes Lungenkarzinom bei ihm diagnostiziert hatte. Man hatte ihm damals erzählt, er hätte noch höchstens zwei Jahre zu leben.

Ich sage nicht, dass wir fundierten, abgesicherten Studien nicht Glauben schenken sollten! Unser Fach steht auf einem wissenschaftlichen Fundament, auf dem es ruht und aus dem es wächst. So war es, so ist es, und so soll es bleiben. Nur: Es gibt *Anderes* – mehr als doppelt blinde Untersuchungsergebnisse – zwischen Himmel und Erde, und wenn wir das negieren, sind *wir* doppelt blind. Ich rede nicht von Aufsehen erregenden Shows, wo Blinde sehend werden und Krückstöcke unter Halleluja-Rufen weggeworfen werden, sondern von unspektakulären Geschehen *jenseits* von wissenschaftlichen Untersuchungen, Messungen, Beschreibungen und Dokumentationen. Vorkommnisse, die nicht in unsere Systeme passen, für die wir keine rationale Erklärung haben. Wenn wir Ärzte nicht solche Angst vor diesem Wort hätten ... man könnte sie *Wunder* nennen.

Auch sie gehören zur Realität des Lebens. Wer nicht – auch – an Wunder glaubt, ist kein Realist.

Siehe Franz Schumann ...

Die Fragen danach

Fragen werden durch das Verhalten dirigiert. Sie können verbal und nonverbal gestellt werden, direkt oder auch zwischen den Zeilen. Auch im Schweigen können Fragen liegen.

Fragen – und Antworten

Manchmal kommen keine Fragen. Selten kommt eine Flut von Fragen, von denen einige beantwortet werden, andere in neue Fragen münden und wiederum andere nicht qualifiziert beantwortet werden *können*. Es gibt Antworten, die, so scheint es, kaum gehört werden, und doch zeigt es sich später, dass sie fast wortgenau registriert wurden. Andere werden regelrecht aufgesaugt, und es wird ihnen eine Bedeutung beigemessen, die weit über die eigentliche hinausgeht.

Fragen sind dazu da, beantwortet zu werden – sofern man sie kompetent beantworten kann. Nur unter Ausnahmen kann es von Nutzen sein, dem Problem auszuweichen. Unwissenheit wird in der Regel durchschaut, auch wenn der Patient nicht nachfragt – das geht mit Glaubwürdigkeitsverlust einher. „Ich weiß es nicht, aber ich kann es herausfinden" ist eine Antwort, die von der Mehrzahl der Patienten ohne gleichzeitigen Glaubwürdigkeitsverlust akzeptiert wird – sofern man es dann auch tut.

Kompetenz

Das Schwierigste in der Phase des Fragens ist, sie zu lenken: Einerseits die kleinen wie großen drückenden Fragen zu beantworten, andererseits zu vermeiden, dass man sich im Kreis bewegt und in unzweckmäßige Muster verfällt.

Steuerung

Das eine sind die Fragen, die sich der Patient zu Hause für die Konsultation zurechtlegt – das andere ist, welche davon er in der Sprechstunde stellt. Die Zahl der gestellten Fragen ist nicht mit dem Informationsbedürfnis gleichzusetzen, denn Schüchternheit und Befangenheit des Patienten sowie nonverbale Distanzsignale und Zurückhaltung seitens des Arztes dämpfen so manche Patientenfrage. Hinzu kommt, dass Fragen mitunter von ärztlicher Seite als misstrauisch empfunden werden, was dazu führt, dass der *Patient* weniger Fragen stellt. Das wiederum kann vom *Arzt* als Desinteresse interpretiert werden. Summa summarum: Ein kompliziertes Puzzle, bei dem schnell einige Steine übrig bleiben.

Fragen und Informationsbedürfnis

Es ist somit Sache des Arztes sicherzustellen, dass kein Missverständnis aufkommt. Man kann sich mit ein bis zwei Fragen

Die Frage am Ende

rückversichern. Viel wichtiger allerdings als der Wortlaut ist der *Ton*, in dem diese Fragen gestellt werden.

Sinngemäß heißen sie:

- ◢ Haben Sie die Fragen, die Sie hatten, als Sie aus Ihrer Wohnung gingen, gestellt?
- ◢ Und sind sie klar und verständlich beantwortet?

Ich kann diese Fragen kurz und knapp in einem beiläufigen, unverbindlichen und oberflächlichen Ton stellen; in einem Ton, der ausdrückt, dass mir die Antwort im Prinzip gleichgültig ist – dann kann ich sichergehen, dass der Patient in keiner Weise zögert und mit Ja antwortet.

Ich kann die Frage aber auch so intonieren, dass sie zu einem gleichwertigen „Nicht ganz" führt (und zwar, ohne dass sich der Patient dabei schlecht vorkommt). Wenn mir das gelingt, gebe ich nicht nur dem Patienten die Gelegenheit, doch noch etwas im wahrsten Sinne Frag-würdiges beantwortet zu bekommen; ich komme auch meinem eigenen Anspruch entgegen, den Patienten nicht unbefriedigt aus dem Gespräch zu entlassen.

Beistand zusagen

Nicht (ganz) allein   Es kann schwierig sein, sich durch ein Meer von Fragen zu arbeiten, und noch schwieriger, den ungestellten Fragen des Schweigens zu begegnen. Dennoch sollte man sich nicht vom Patienten trennen, ohne ihm für die kommende schwere Zeit seinen Beistand zuzusagen. „Ich kann Sie nicht heilen, aber ich will Ihnen dabei helfen, mit den Problemen, die auf Sie zukommen, fertig zu werden, oder sie zumindest zu mindern. Es kann auch Fragen geben, die ich Ihnen nicht beantworten kann. Aber ich werde es versuchen und werde Ihnen zuhören."

Die Namen der Hilfe   Die Hilfe kann viele Gesichter haben: Schmerzlinderung, Ermöglichen von Untersuchungen, schnellere Termine, Angebote für Kontakte mit Kollegen in speziellen Situationen, praktische Hilfe der einen oder anderen Art etc. Diese praktischen Hilfsmöglichkeiten dem Patienten im Detail anzubieten und zu erklären, bedeutet indes oft eine zusätzliche Belastung.

Ein neuer Termin am folgenden Tag ist häufig eine bessere Lösung. Am folgenden Tag? Daraus folgt, dass ein schweres Gespräch nicht auf einen Freitag gelegt werden sollte, ohne dass es dafür zwingende Gründe gibt – es sei denn, man ist bereit, das Folgegespräch am Samstag zu führen. Ein Wochenende kann sehr lang werden, wenn existenzielle Fragen keine Antworten finden.

Neuer Termin am folgenden Tag

Die eigenen Gefühle

Das schwere Gespräch ist dornenreich und hinterlässt nicht selten beim Überbringer der Botschaft starke Betroffenheit, in der er sich hilflos fühlt.

„Affektive Sensitivität" bezeichnet die Bereitschaft, sich durch den Gefühlszustand eines anderen selbst erregen zu lassen, mitzuschwingen im Pendel der Gefühle, im wahrsten Sinne des Wortes mit-fühlend zu sein [Gottschlich 1998, S. 83].

Affektive Sensitivität

Genuine Empathie beinhaltet *eigene Gefühle*. Der griechische Ursprung, *empatheia*, bedeutet „heftige Leidenschaft" – und Leidenschaft existiert nicht ohne starke Gefühle. Leidenschaft *ist* der Prototyp starker Gefühle.

Drückt man seine Empathie durch aktives Mitwirken aus (z.B. wenn man dem Patienten die private Telefonnummer aushändigt), spricht das seine eigene Sprache.

Gefühle zeigen ...

Selbst negative Gefühle (z.B. verletzt sein über unzumutbar empfundene Forderungen) können als empathisch gedeutet werden. Für Kinder gibt es kaum Schlimmeres als ein Desinteresse der Erwachsenen. Das Beste ist positive Aufmerksamkeit, aber auch negative Aufmerksamkeit ist besser als gar nichts. Für den unheilbar Kranken gilt analog: Negative Gefühle zeigen ist besser als gar keine erkennen zu lassen. Nichts ist schlimmer als kalte Gleichgültigkeit, die in Distanz und mangelnden Gefühlen zum Ausdruck kommt [vgl. Fallowfield 1993]. Professionalität nennen es manche, wenn zum Leiden anderer Menschen Distanz gehalten wird. Kritische Distanz klingt menschlicher – kann aber sehr wohl das Gegenteil echter Professionalität sein.

... oder beschreiben

Ein schweres Gespräch ist qua seinem Inhalt schwer – auch für denjenigen, der die Botschaft überbringt. Im alten Griechen-

Macht-Verant-wortung-Schuld

land wurde der Überbringer einer verlorenen Schlacht exekutiert. In unseren westlichen Industriestaaten sind wir es derart gewohnt, Krankheiten und kleinere Leiden im Griff zu haben, dass wir uns oft verloren vorkommen, wenn wir an unsere Grenzen stoßen.

Abb. 11: Macht, Verantwortung, Schuld

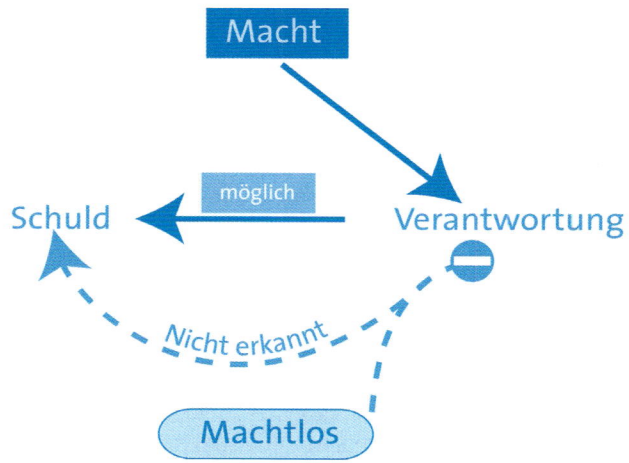

Macht führt Verantwortung mit sich – und, wenn sie missbraucht wird, Schuld. Wer ohne Macht ist, ist ohne Wahl – und damit auch ohne Verantwortung und Schuld. Wenn ich aber meine Ohnmacht nicht anerkenne, sondern sie als Versagen deute, fühle ich mich schuldig – bei Ärzten im Zusammenhang mit dem schweren Gespräch keine Seltenheit [vgl. Fallowfield 1993].

Verstehen fordert Ressourcen

Wenn sich das Gespräch seinem Ende neigt, ist es menschlich, um Verständnis dafür zu bitten, dass man dem anderen wehgetan hat – damit es der eigenen Person besser geht, wenn sich die Tür hinter dem Patienten schließt. Es sind schon Sätze wie: „Ich hoffe, Sie verstehen, dass es mir auch sehr Leid tut, und dass es mir schwer gefallen ist, es Ihnen zu sagen" geäußert worden, doch sind derartige Phrasen purer Egoismus. Erreicht werden soll das Verständnis für die eigene Situation. Das Verständnis jedoch fordert immer Kräfte von der Person, die verstehen soll. Vielleicht befreit mich eine bestätigende Antwort von meiner Befangenheit und meinem Unwohlsein, aber den *Botschaftsempfänger* erleichtert sie keinesfalls. Er hat in seiner Situation noch das Geringste seiner eigenen Kräfte nötig – und selbst die reichen häufig nicht aus.

Besondere Patientengruppen
Kinder

Wie bei Erwachsenen steht die Diagnose auch bei Kindern in der Regel nach einer (verschieden langen) Zeit fest, die geprägt war von einem ersten Verdacht, von Untersuchungen, Warten, neuen Untersuchungen und neuem Warten – und dann folgt die zunehmende Gewissheit, dass es sich um eine einschneidende Krankheit handelt. Der große Unterschied ist in dem Fall, dass die Botschaft nicht dem Patienten selbst, sondern den Eltern (bzw. der Person mit Sorgerecht) vermittelt wird.

Studien empfehlen, dass beide Elternteile zugegen sein sollten. Beide sind betroffen, deshalb ist es wichtig, dass beide dieselbe Information erhalten. Nur so kann die optimale Voraussetzung für einen Dialog geschaffen werden.

In vielerlei Hinsicht gelten die bereits genannten Faktoren: Ein Raum, in dem man mit den Eltern allein und ungestört ist, ausreichend Zeit zum Erklären sowie zum Beantworten der Fragen – und auch zum gemeinsamen Schweigen, wo immer es wichtig ist. Auch hier geht es um den Detaillierungsgrad von Auskünften, der den Bedürfnissen der Eltern entspricht, sowie um präzise Informationen ohne medizinische Fachausdrücke und Euphemismen. Aber auch hier gilt, dass ein emotionales Engagement des Arztes als ein hilfreicher Aspekt der Kommunikation gewertet wird [vgl. Mack 2004].

Die grundlegenden Punkte des Gesprächs sind gleichfalls:

◢ Diagnose
◢ Prognose (ohne Behandlung)
◢ Behandlungsmöglichkeiten
  – mit angestrebter optimaler Wirkung
  – mit wahrscheinlichen Nebenwirkungen
◢ wahrscheinliches Ergebnis der Behandlung

Sofern die Diagnose Krebs lautet, sollte das Wort „Krebs" auch genannt werden. Worte wie „bösartiges Geschwür", „Tumor"

Diagnose Krebs

und „Leukämie" werden nicht immer als eine Krebsart verstanden. Es kann sehr traumatisch sein, wenn diese Erkenntnis den Eltern erst zu einem späteren Zeitpunkt klar wird. Sie hegen dann Misstrauen, weil sie meinen, am Anfang nicht korrekt informiert worden zu sein.

Niemand ist schuldig
Eltern, ja auch Kinder, suchen nach *Ursachen* für die Krankheit. Wo sich keine äußeren finden, wird im eigenen Verhalten (oder dem des Kindes, für das man als Elternteil mitverantwortlich ist) gesucht, und oft wird man nur allzu schnell fündig: Die Krankheit ist entstanden, weil dieses oder jenes getan – oder unterlassen – wurde. Nicht selten bekommt die Person, die fündig wurde, Schuldgefühle. Dieses Problem ist extrem häufig und schwer belastend. Deshalb sollte es direkt angesprochen werden. Den Eltern – und dem Kind – sollte gesagt werden, dass die Krankheit *nicht* damit zusammenhängt, dass jemand dieses oder jenes getan oder nicht getan hat! [vgl. Mack, 2004]

Anwesend
Die Anwesenheitsfrage (ob das Kind während des Gesprächs anwesend sein soll) sollte vor dem Gespräch geklärt sein. Ab Teenageralter ganz sicher, da das Kind sonst leicht misstrauisch wird. Es wird sonst vermuten, dass ihm, dem Patienten, etwas vorenthalten wird und die Situation ernster ist, als ihm geschildert wird.

Es ist zu empfehlen, bei einem Gespräch mit anwesendem Kind die Erklärungen in einer Sprache des Kindes (in Abhängigkeit vom Alter) zu formulieren.

Keine gemeinsame Sprache

Ethnische Minoritäten
Westeuropäische Länder sind heute multiethnisch, und auch mit Patienten, mit denen sich keine gemeinsame Sprache finden lässt, muss von Zeit zu Zeit ein schweres Gespräch geführt werden. Zwangsläufig ist man auf einen Dolmetscher angewiesen.

Hier wird das schwere Gespräch nicht nur wesentlich schwerer, es wird quasi unmöglich. Man hat keine Möglichkeit, die gesprochenen Worte zu kontrollieren und schon gar nicht, deren Formulierung und Sinn zu erfassen. Nonverbale Signale tragen in den verschiedenen Kulturkreisen recht unterschiedliche Bedeutung. Ausreichend Schlüsse daraus ziehen können weder Patient noch Arzt. In der Tat eine unmögliche Situation.

Der Dolmetscher kann jedoch im Voraus informiert werden, dass es ein langes und schmerzhaftes Gespräch werden kann.

Nicht zuletzt sollte unbedingt beachtet werden – wie immer in Gesprächen mit Dolmetschern –, sich an den Patienten zu wenden und nicht an den Dolmetscher.

Und was nun, wenn …
… der Patient nicht versteht?
Menschen sind verschieden, ihr Verstehen auch. Neurolinguistiker haben uns beigebracht, dass Menschen verschiedene PTS („Preferred Thinking Style") haben, d.h., es gibt bevorzugte Wege, wie Informationen am besten verstanden werden und sich an sie erinnert wird: visuell, auditiv, kinästhetisch, gustatorisch oder olfaktorisch. Sämtliche Informationskanäle sind sprachlich in Topoi (festen Wendungen oder Formulierungen) verankert.

Preferred Thinking Style

Typus	Sinnes-wahrnehmung	Topos (sprachliche Wendung)
Visuell	Sehsinn	„… habe das Bild heute noch vor Augen"
Auditiv	Gehörsinn	„… pfeifen die Spatzen von den Dächern"
Kinästhetisch	Gefühlssinn	„… läuft es mir kalt den Rücken runter"
Gustatorisch	Geschmackssinn	„… in den sauren Apfel beißen"
Olfaktorisch	Geruchssinn	„… das stinkt zum Himmel"

Tab. 13: Informations-kanäle

Im *Patientengespräch* ist im Allgemeinen das *gesprochene* Wort das botschaftstragende Signal. Wenn ein Patient die Botschaft partout nicht versteht, trotzdem er *versucht*, die Signale zu deuten, nützt es selten, die *Worte* zu wiederholen. Besseres Verständnis erreicht man, indem man den Wahrnehmungskanal wechselt. Stichworte auf Papier, eine Skizze oder eine Zeichnung sprechen die visuelle Wahrnehmung an. Mit *ausgewählten* Worten kann der Geruchs- oder Geschmackssinn ins Spiel gebracht werden. Statt einen Zustand zu beschreiben, kann ein Gefühl benannt werden, das mit dem Zustand verbunden sind, und so den Gefühlssinn ansprechen.

Kanalwechsel

Detaillierungs-grad

Analog verhält es sich mit der Menge der „verdaubaren" Informationen: Es gibt Menschen, die Dinge bis ins kleinste Detail erklärt haben möchten, und solche, denen der gröbste Überblick schon zu detailliert ist. Auch hier gilt, dass mit der Abstufung und Genauigkeit der Informationsmenge Unverständliches verständlich gemacht werden kann. Wer etwas anderes erreichen will als bisher, muss etwas anderes tun – das gilt auch bei der Vermittlung einer Botschaft.

... der Patient aggressiv reagiert?

Aggressive Reaktionen gegenüber dem Arzt (z.B. in Form geringschätziger Kommentare über eine wenig taugliche Ärzteschaft) kann ein protektiver Mechanismus sein, dessen Ziel es ist, das eigene Ich gegen weitere Verletzungen zu schützen – ein unbewusstes, durchaus sinnvolles Verhalten (aus der Perspektive des Patienten).

Desinteresse ist Hohn

In solchen Fällen *nicht zu reagieren*, ist Hohn gegen die Ohnmacht, die der Patient empfindet. Ohnmacht ist die eigentliche Ursache seiner Aggression. Mangelnde Reaktion wird als Gleichgültigkeit gedeutet, das schlimmste von allem.

Brauchbare Reaktionen

Die Situation kann auf mindestens drei Arten entschärft werden:

◢ durch „vernünftiges", analysierendes Reagieren (transaktionsanalytisch: Aktivierung des Erwachsenen-Ichs)
◢ durch kontrolliertes – aber nicht gefühlsfreies – Ausdrücken der eigenen Emotionen
◢ durch vorurteilsfreie Anwesenheit: Dasein

Risiken sind mit allen drei Arten verbunden:

Gefahren für Missdeutung

Der erste Fall kann beim Patienten Reue und Schuldgefühle hervorrufen (das transaktionsanalytische Kind fühlt sich angesprochen).

Beim zweiten Fall können die Signale als inkongruent (s. S. 6) gedeutet werden. Emotionen kontrolliert auszudrücken heißt: „Explain them, don't display them." Zum Beschreiben der Gefühle werden überwiegend Worte mit negativer Wertung wie „Enttäuschung", „nicht verstehen", „nicht verdient" etc. gebraucht – und gleichzeitig die gewohnte Mimik und die Gesten unterdrückt, um der Situation das Konfrontationspotenzial zu nehmen. Also durchaus eine Konstellation, die missgedeutet werden *kann*. Mit einem vorurteilsfreien Verbalverhalten (Stimmführung, Tonfall, Pausen, Betonung) kann die Wahrscheinlichkeit einer Missdeutung verringert werden.

Das Risiko der dritten Art liegt darin, dass sie als gleichgültig, kalt, arrogant und gefühllos gedeutet werden kann. Wenn ich jedoch wirklich für den Patienten *da bin*, wird er mein Dasein nicht fehlinterpretieren. Ein entsprechendes Verhalten könnte empathisches Schweigen sein.

Und das ist etwas ganz anderes als ein Nichtreagieren.

... der Patient meinen Therapievorschlag nicht annimmt?

Sie haben sich empathisch in die Lage des Patienten hineinversetzt. Sie haben Ihr Wissen über die Behandlungsmöglichkeiten durch Diskussionen mit kompetenten Kollegen und durch Studium der Fachliteratur aktualisiert. Sie haben dem Patienten die verschiedenen Behandlungsmöglichkeiten erläutert und die Konsequenzen der Krankheit ohne Behandlung offen gelegt. Sie sind sich ihrer Verantwortung bewusst und sind zu einer Behandlungsempfehlung gekommen. Diese haben Sie dem Patienten erklärt. Der Patient hat alles verstanden – und sagt: „Nein, das möchte ich nicht."

Was ist dann? Oder wäre es besser zu fragen: Was ist dann nicht?

Im Jahre 1976: Unsere Kollegin, Margrethe Kemp (das ist der korrekte Name), ist schwanger. Ein Mammatumor wird gefunden, dann entfernt; die Pathologen stellen fest: Der Tumor ist bösartig. Innerhalb weniger Minuten erklärt der Chefarzt der Abteilung Margrethe, es gäbe nur eine Behandlung, das eigene Leben und das des Kindes zu retten: die Brust zu entfernen, das Kind mit Kaiserschnitt auf die Welt zu bringen (zweieinhalb Monate vor dem Termin!) und anschließend mit Strahlen- und Chemotherapie zu behandeln. Alternativen ... eine mögliche andere Behandlung – Fehlanzeige.

Die Gedanken der Patientin, inwieweit das Kind behindert oder lebensfähig sein wird, werden mit beruhigenden Sprüchen abgetan. Mit den Ängsten, die sich um den eigenen Zustand und das „Wie sich des neugeborenen Kindes annehmen?" kreisen, geht es nicht besser, ihnen wird das Prädikat „nicht nachvollziehbar" zugeordnet – das alles würde man schon in den Griff bekommen.

Durch einen anderen Arzt erfährt Frau Kemp von der Möglichkeit einer brusterhaltenden Operation und wählt diese. Nach der OP geht es ihr zunehmend besser, und Anfang Mai bringt sie – ohne Komplikationen – eine Tochter zur Welt.

Im folgenden Oktober wird ein lokales Tumorrezidiv festgestellt; wieder wird eine Exstirpation vorgenommen, und wieder wird anschließende Strahlen- und Chemotherapie empfohlen.

Nach eigenem Studium der maßgeblichen Fachliteratur kommt unsere Kollegin zu dem Ergebnis, dass diese therapeutischen Maßnahmen ihre Überlebenschancen kaum beeinflussen werden – und zieht die Konsequenzen daraus.

Als zwei Monate später pulmonale Metastasen auftreten, fällt ihre Wahl auf chinesische Akupunktur, die über Monate hinweg eindrucksvolle Ergebnisse zeigt: Trotz der Metastasen werden neue Kräfte mobilisiert, und das in einem Maße, dass es Freunden und Verwandten schwer fällt zu glauben, sie sei ernstlich krank.

Bis zu einem Tag vor ihrem Tode kann sie sich in ihrem Heim aufhalten, dann steht ein neuer, ein letzter Krankenhausaufenthalt bevor, der mit ihrem Tod zu Ende geht – und der sich wie ein Spießrutenlauf liest: Arroganz, Besserwisserei, Machtdemonstrationen, Zynismus bis hin zu Demütigungen gegenüber der Kollegin, die einst, als sie Patientin geworden war, die Worte schrieb: „Wir können nicht mit unseren tränenden Augen sehen und klar denken, wenn wir mit dem Arzt reden. Denn als Patient sind wir unsicher, abhängig und haben Angst ... Es ist nicht rechtens, die Verantwortung für schlechte Kommunikation auf uns abzuwälzen, denn dann endet es damit, dass wir uns selber Vorwürfe machen, wenn wir nicht die ‚richtigen‘ Fragen gestellt bekommen. Es ist die Pflicht des Arztes zuzuhören, Raum zu geben für die Gedanken und Überlegungen des Patienten.“

Zu diesem Raumgeben gehört auch oder *gerade*, dass wir es in den Fällen tun, in denen der Patient selbst die Therapie – oder den *Verzicht* auf sie – gewählt hat.

Dass ein Patient sich auch gegen unseren Rat entscheidet, rechtfertigt nicht, uns von der Verantwortung zu entziehen, ihn zu begleiten. Es heißt nicht, dass wir uns mit einem in vorwurfsvollem Ton ausgesprochenen „Sie haben selber die Therapie gewählt" zurückziehen – denn ob es mit „unserem Vorschlag" anders, besser, gewesen wäre ... Wer wagt es, das mit absoluter Sicherheit zu behaupten?!

Was Sie und ich von alternativen Behandlungsmethoden, von denen wir oft sehr wenig wissen, halten, ist hier nicht das Thema. Es handelt sich ausschließlich um den *Respekt* vor der Entscheidung des Patienten – egal, wie sie ausfällt. Im *unbedingten* oder nur bedingten Ja zu dieser Entscheidung stellen sich die Weichen zwischen echter Empathie und Pseudoempathie. Bei einem Nein kann nicht mal von Pseudoempathie die Rede sein.

... ein Konflikt offenbar wird?

Sehr unangenehm ist es, wenn sich im Laufe eines Gesprächs, in dem Angehörige zugegen sind, ein Konflikt zwischen der Auffassung des Patienten und der des Angehörigen offenbart. Meistens ist es für Außenstehende nicht möglich zu durchschauen, was sich hinter dem Konflikt verbirgt, denn vieles ist anders, als es auf den ersten Blick scheint. Somit ist es auch nicht möglich, sachlich dazu Stellung zu nehmen. Es ist nicht ratsam, auch nicht, wenn man darum gebeten wird: *Für* jemanden zu sein heißt automatisch, *gegen* den anderen zu sein.

Nicht Stellung nehmen ...

Durch aktives Zuhören kann man deutlich machen, dass man die Signale sowohl des einen als auch des anderen richtig gedeutet hat, dass man auf *beiden Seiten* den Sachverhalt an sich begriffen hat. Da beim Zuhören auch der jeweils andere mithört, bekommt jeder die Möglichkeit, sich in die Gedanken und Gefühle desjenigen hineinzuversetzen, der scheinbar der Gegner ist und mit dem er doch tief verbunden ist.

... sondern den Standpunkten zuzuhören

... Verhalten geändert werden soll(te)?

Existenzielle Botschaften, z.B. die Diagnose Lungenkrebs in frühem, wahrscheinlich noch radikal therapierbaren Stadium bei einem Kettenraucher, können eine wünschenswerte Verhaltensänderung anstoßen: den Tabakskonsum aufzugeben. Es geht um eine Änderung des Lebensstils.

Ich will in diesem Buch nicht auf potenziell verhaltensändernde Motivation eingehen, aber eines soll erwähnt werden: Ich werde niemals einen Patienten dazu bringen, seine Anschauungen und erst recht nicht sein Verhalten zu ändern, bevor *ich* nicht klarmachen kann, dass *ich seine* Perspektive und *sein* Verhalten verstehe. Wenn ich dieses Verständnis nicht nachweise – oder zumindest zeige, dass ich ernsthaft *versuche*,

Mein Verständnis ist Voraussetzung

sein Weltmodell zu verstehen – werden meine Worte bei ihm nichts bewirken.

Aktives Zuhören (s. Abb. 6, S. 51) ist in dem Zusammenhang ein hervorragendes Werkzeug. Indem ich sein Modell ernst nehme und mein Verständnis mit Rückfragen absichere, bringe ich den Gefragten dazu, sich selbst zu betrachten – das ist notwendig, um zu meinen Fragen Ja sagen zu können und erst recht, um sie korrigieren zu können. In dieser Betrachtung liegen potenzielle neue Betrachtungsweisen, das Erkennen bisher nicht gesehener Zusammenhänge, das Feststellen von „Löchern" in der eigenen Argumentation ... idealerweise ein neues Modell, das die gewünschte Verhaltensänderung initiiert.

Reaktionen des Patienten

Weite Rahmen   *Wie* ein Mensch reagiert, wenn er verstanden hat, dass er an einer schweren Krankheit leidet, ist so individuell wie der Mensch selbst. „Normal", „adäquat", „akzeptabel" und „vernünftig" sind Begriffe, die vergessen werden können; sie sind so weit dehnbar, dass Rahmen von anderen nicht gezogen werden können, auch nicht von einem Arzt. Die drohende Gefahr ist, dass wir (wenn wir uns ihr nicht bewusst sind) gemäß unseren eigenen Normen (ver-)urteilen und das Urteil nonverbal (evtl. auch verbal) signalisieren.

Gefühle und Stimmungen

Name
 Distanz
 Raum   Wer sich im schweren Gespräch engagiert, kommt nicht umhin, sich mit Gefühlen zu befassen. Studien belegen, dass ein ehrlicher, aufrichtiger Umgang mit ihnen – den eigenen wie denen des Patienten – von höchster Tragweite ist [vgl. Vandekieft 2001; Ptacek 2001; Fallowfield 1993].

Umgang mit Emotionen heißt über sie sprechen, und das ist nicht möglich, ohne sie *beim Namen zu nennen*. Sie müssen zunächst begrifflich *er*fasst und danach in Worte *ge*fasst werden. Das An- und Aussprechen der Gefühle wiederum schafft *Dis-*

tanz, und Distanz schafft *Raum*. Derjenige, um dessen Gefühle es geht, macht die Erfahrung, dass es auch außerhalb seiner eine Welt gibt, die nicht nur erdrückende Empfindungen bereithält [Gottschlich 1998, S. 7].

Im schweren Gespräch heißt es, den Gefühlen des Patienten **Aufspüren** *nachzuspüren*, sie wahrzunehmen, anzusprechen, auszusprechen, zu akzeptieren, ihnen Raum zu geben. Es heißt auch eigene Gefühle zu erkennen, denn nur dann kann ich sinnvoll mit ihnen umgehen.

*Erk*ennen setzt *Kennen* voraus; nur wenn ich Wissen über etwas habe, kann ich es wahrnehmen und beurteilen, wie ich sachlich und emotional damit umgehe. Wenn nun nichts unmittelbar wahrnehmbar ist? Wenn keine Signale auf Gefühle schließen lassen? Dann *sollte ich fragen* – sofern ich weiß, wonach *ich fragen kann*.

Im Alltag werden Stimmungen und Gefühle oft synonym gebraucht, ohne dass es deswegen zu gravierenden Missverständnissen kommt. Indes kann es sinnvoll sein, die beiden Begriffe getrennt zu analysieren, um ihre Beziehung zueinander klar herauszuheben – und somit besser mit beiden umgehen zu können.

Gefühle

Es gibt Gefühle, die Namen tragen: Angst, Ekel, Freude, Furcht, Trauer gehören dazu. Es gibt Bezeichnungen, die etwas Emotionales ausdrücken: Achtung, Bedauern, Courage, Demut, Erleichterung, Frust, Glück, Hass, Indifferenz, Jovialität, Leidenschaft, Misstrauen, Niedergeschlagenheit, Ohnmacht, Qual, Reue, Scham, Trübsal, Ungeduld, Verachtung, Weinen, Xenophobie, Yoga, Zynismus etc. Es gibt noch wesentlich mehr Gefühle, nämlich *namenlose* Gefühle, die sich nicht benennen lassen, die man eben nur fühlen kann.

Außerdem gibt es noch das ganz einfache und wunderbare Sich-gut-Fühlen – und den Gegenpol, das Sich-schlecht-Fühlen.

Gefühle haben sich *evolutionär entwickelt*, die erfolgreichen **Evolution** haben sich durchgesetzt, und zwar durch ihren jeweiligen Wert im Umgang mit fundamentalen Lebensaufgaben [vgl. Ekman 1999; URL 5].

Initiator und Dauer

Ausgelöst werden Gefühle durch *Sinneswahrnehmungen*. Optische und auditive Impulse mögen die Mehrzahl repräsentieren, jedoch sollte die Bedeutung von kinästhetischen, gustatorischen und vor allem olfaktorischen Stimuli nicht unterschätzt werden: Sofern sie vorhanden sind, nehmen sie leicht eine dominierende Rolle ein. Nicht von ungefähr haben viele Warenhäuser ihre Parfumabteilungen unmittelbar am Haupteingang platziert.

Ein Gefühl *an sich* ist von kurzer Dauer. „Das Glück kennt nur Minuten ...", singt Hildegard Knef. Die anderen Gefühle auch. Es geht mit einer momentanen Erregung (oder Lähmung) einher, und es hat Konsequenzen – psychologische und physiologische.

Abb. 12: Stimmungen und Gefühle

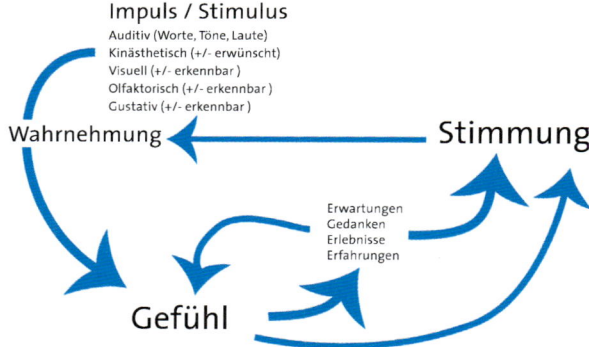

Psychologische Folgen

Die unmittelbare Folge einer Wahrnehmung ist ein mentaler Prozess: *Gedanken*, Erinnerungen und Erfahrungen werden initiiert, und die Imagination wird aktiviert. Sie produziert *Mutmaßungen* und *Erwartungen*, die von einer realistischen Vorstellung bis hin zu monströsen Fantasien reichen. Jeder dieser Vorgänge kann seinerseits auf das ursprüngliche Gefühl zurückwirken und dessen Intensität verstärken oder abschwächen. Oder er kann neue Gefühle initiieren und/oder zu einer Stimmungsänderung führen.

Gefühle haben, zumindest teilweise, auch physiologische **Physiologische**
Konsequenzen. Den Zusammenhang zwischen z.B. Wut und **Folgen**
Furcht einerseits und den *Katecholaminen* (Adrenalin/Noradre-
nalin) andererseits kennt jeder. Auch Schweißausbrüche, Errö-
ten und Erblassen sind physiologische Zeichen *autonomer* Akti-
vität, genau wie eine variierende Atemfrequenz, Herzklopfen
u.a.m.

Zusammenfassend gilt:

◢ Gefühle werden instinktiv durch wahrgenommene äußere
   Stimuli ausgelöst.
◢ Gefühle induzieren momentan psychologische und physio-
   logische Reaktionen.
◢ Gefühle sind von kurzer Dauer (Sekunden bis Minuten).
◢ Die durch Gefühle ausgelösten Reaktionen lassen sich von
   der Umwelt erkennen, sofern sie nicht (aktiv) unterdrückt
   werden.

Ekel, Freude, Furcht, Trauer und *Wut* sind die fünf *Grundgefühle*   **Grundgefühle**
[vgl. Ekman 1999; URL 5]. Kennzeichnend für sie ist, dass sie
universell, weltweit und in jeder Kultur und sozialer Struktur
identifizierbar sind: Auch der Angehörige eines Stammes in
Neu-Guinea erkennt Freude, wenn man ihm ein Bild mit dem
strahlenden Antlitz eines New-Yorkers zeigt, denn Grundgefühle zeigen sich vor allem in der Physiognomie. Jedes Grundgefühl hat seine ganz spezifischen fazialen Merkmale, die – sofern
sie nicht aktiv unterdrückt werden – das jeweilige Gefühl für
andere Menschen sichtbar und deutbar machen [vgl. Calder
2004; URL 6].

Die Namen der Grundgefühle haben einen (relativ) identischen Referenzrahmen, jeder kennt diese Gefühle und kann sie
auch bei anderen Menschen erkennen.

Beim schweren Gespräch liegt die praktische Bedeutung   **Konsequenz bei**
darin, dass wir im Großen und Ganzen dasselbe meinen, wenn   **Fragen**
wir von Ekel, Freude, Furcht, Trauer und Wut reden. Wenn ich
jemanden frage, ob er Angst hat, ist das ein weiter Begriff, der
nicht präzise und eindeutig beantwortet werden kann, bevor
ich näher erkläre, an welche Art von Angst ich denke – denn
Angst ist nicht objektbezogen. Selbst wenn ich verstanden werde, ist nicht sicher, ob der andere unter Angst dasselbe versteht,
denn Angst ist ein sehr individuell geprägtes und nur schwer

kontrollierbares Gefühl. Furcht dagegen bezieht sich auf ein Objekt, das entweder schon bewusst erkannt ist oder im Zusammenhang mit meiner Frage erkannt wird. Das macht die Sache deutlicher; die Frage lässt sich beantworten, und ich kann mit ziemlicher Wahrscheinlichkeit davon ausgehen, dass ich verstanden wurde.

Stimmungen

Zusammen-
setzung

Stimmungen setzen sich aus zwei prinzipiell verschiedenen Elementen zusammen:
◢ Grundgefühle
◢ Gedanken, Erwartungen, Erfahrungen, Einstellungen etc.
Stimmungen, mitunter Zustände genannt, haben Namen: Anspannung, Bedrücktsein, Depression, Euphorie, Gleichgültigkeit, Hochmut, Niedergeschlagenheit, Zermürbung etc.

Abb. 13:
Stimmungs-
Elemente

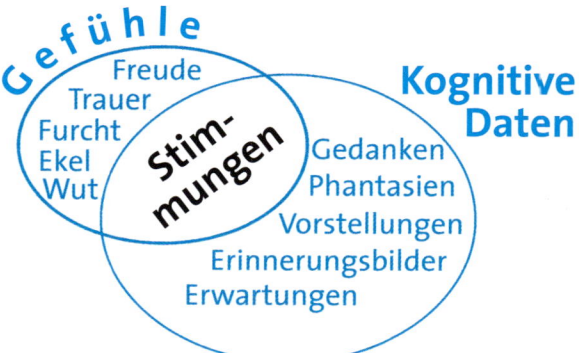

Stimmungen drücken sich (wie Gefühle) vor allem nonverbal aus; im Gegensatz zu Gefühlen aber nicht primär durch Gesichtsausdruck, Mimik und vokale Signale, sondern eher durch Körperhaltung, Bewegungen und Einstellungen. Stimmungen sind mehr als nur eine Mischung der Grundgefühle in unterschiedlicher Zusammensetzung. Auch kognitive Daten wie Gedanken und Erwartungen spielen eine Rolle, und diese wiederum hängen mit unseren Erfahrungen, Erinnerungen und Einstellungen zusammen.

Wir sollten auf die Grundgefühle des Patienten unsere Aufmerksamkeit richten und nach ihnen fragen: **Nach Grundgefühlen fragen**

◢ Worüber sind Sie traurig?
◢ Was fürchten Sie?
◢ Was ist die Ursache Ihrer Wut?
◢ Was bereitet Ihnen so große Freude?

Solche Fragen können beantwortet werden, ohne dass es nötig ist, sie weiter auszumalen.

Abgesehen von Angst will ich im Rahmen dieses Buches keine umfassende Betrachtung einzelner Gefühle und Stimmungen vornehmen. Auch will ich im Folgenden nicht streng zwischen dem einen und anderen trennen, zumal Stimmungen dermaßen von Gefühlen durchdrungen sein können, dass man sie kaum von einer Reihe zusammenhängender Gefühle unterscheiden kann.

Angst

*Die Fantasie ist schlimmer als die Wirklichkeit
– die Wirklichkeit hat Grenzen.*

Angst stellt sich bei jedem ein, der mit einer existenziellen Diagnose konfrontiert wird. Angst – ein Janusmonstrum mit Gesichtern in alle Richtungen: Angst, seine ganz alltäglichen Fertigkeiten zu verlieren, vielleicht sogar das Leben. Angst, von anderen abhängig zu werden, nicht mehr im Stande zu sein, ohne fremde Hilfe klarzukommen. Angst vor Schmerzen. Angst, seine Würde zu verlieren und die Wertesysteme verblassen zu sehen. Am schlimmsten die Angst, deren Konturen sich in der Ferne als Furcht einflößende Schatten ahnen lassen, Schatten von Unbekanntem, Unidentifizierbarem, Unerkennbarem; Namen haben die bedrohlichen Konturen nicht – und gerade das macht sie ungreifbar und unnahbar. **Angst vor …**

Angst kann sich in vielen Facetten zeigen und lässt sich auf verschiedene Weise analysieren und kategorisieren: Offen oder verdeckt, kontrolliert oder unkontrolliert, konkret oder diffus, **Diesseits oder jenseits** mit oder ohne begleitende autonome Symptome (z.B. Schweiß, Anspannung, Erblassen) etc. Und – bei der Angst vor dem Tod: Ob die Angst *diesseits* (z.B. Schmerzen) oder *jenseits* des Lebens liegt (z.B. ob man in der Erinnerung lieber Menschen als hilflos erscheint, oder wie es den minderjährigen Kindern ergehen wird). Die Klärung dieser Fragen ist für manchen Patienten der Schlüssel, der Angst einen Namen zu geben – und sie damit (s)einer Bearbeitung zugänglich zu machen.

Vor Angst gelähmt, den Blick schweigend auf einen Punkt in weiter Ferne gerichtet. Die Mimik erstarrt, kein Muskel rührt sich, sogar die Atmung ist unmerklich, bis auf einen tiefen Seufzer von Zeit zu Zeit. Minute auf Minute verstreicht in der vor Angst gelähmten Stille.

„Hörst du, wie die Stille tönt, rings um uns her?" singt Reinhard Mey in seinem „Lied zur Nacht" und setzt fort: „Wenn dein Ohr sich daran gewöhnt, erschreckt sie dich nicht mehr." Das ist der Grundgedanke: Nicht vor der Stille zu erschrecken, sondern ihr zuzuhören.

Der Angst Raum geben ...

Stille soll nicht durchbrochen werden, eine geraume Weile nicht; und *wenn*, dann mit einer leisen Aufforderung, über die Angst zu reden. „Ist es die Angst, die bedrückt?" kann die Einladung sein, über sie zu reden, vielleicht die einzige, die der Patient erhält, denn viele Menschen fürchten sich davor, über Angst zu sprechen.

Die Angst des Patienten steckt an; sie infiziert die Menschen, die ihn umgeben, gibt ihnen das Gefühl von Hilflosigkeit, macht sie beklommen, lässt sie annehmen, sie könnten dem Patienten nicht helfen und nicht mit seiner Angst umgehen – nicht mit dem aus der Angst geborenen Schweigen.

Mit der Angst des Patienten umgehen? Dazu gehört:

◢ Der *Mut*, die Angst beim Namen zu nennen und über sie zu reden, sofern der Patient es will. Oft entwickelt sich gerade ein Gespräch, das mit der Erwähnung, man wolle *nicht* über die Angst reden, *anfängt*, zu einem Gespräch über Angst – und gibt dem Patienten ein Gefühl von Ruhe, das sich vorher nicht fand.

◢ Der *Wille* zum empathischen Engagement: Zuhören; nicht nur den Gedanken, Vorstellungen, Fantasien, dem Zittern

und der Furcht das Ohr zu leihen, sondern bereit zu sein,
Lasten mitzutragen – für eine Weile.

◢ Verständnis zeigen. Aussprechen, dass die Angst wiederkeh-
render Begleiter der schweren Krankheit ist.

Mit jemandem über die eigene Angst zu reden, macht sie weniger schwer zu tragen. Menschen, die dem Patienten Ressourcen
zuführen (früher hätte man gesagt: Kraft geben), können bis-
weilen in ein solches Gespräch mit eingebunden werden. Das
können Angehörige sein, auch Freunde und manchmal Menschen, mit denen der Patient bisher gar nicht so viel gemeinsam
hatte. Auch der Priester oder Pfarrer kann zu diesen Menschen
gehören. Das kann in Erfahrung gebracht werden, indem man
den Patienten fragt, ob er das Bedürfnis hat, mit einem Geistli-
chen zu reden.

... und einen Namen

Nicht wir Ärzte per se sind die größten Helfer, was das kon-
struktive Reden mit Patienten betrifft. Manchmal besteht die
größere Hilfe darin, für den Patienten einen Kontakt herzustellen, wenn er dazu nicht in der Lage ist. Voraussetzung ist selbst-
verständlich die Einwilligung des Patienten; das Thema gefühl-
voll auf die Tagesordnung zu bringen, ist aber Sache des Arztes:

Jemand anderer?

◢ Gibt es jemanden, den Sie gern in diesen Tagen sehen würden?

◢ Ist jemand da, an den Sie oft denken?

◢ Gibt es einen Menschen, der wissen sollte, wie es Ihnen im
Moment geht?

◢ Haben Sie jemanden, mit dem Sie gerne reden würden, dem
Sie dies aber nicht sagen können?

Wie so oft entscheidet die Antwort über den Wert der Frage.
Wenn Sie anbieten, den Kontakt zu einem Menschen herzustellen, an den der Patient sich selbst nur zögernd wenden würde,
hat die Frage dem Patienten etwas gebracht und entsprang
nicht nur zufälliger Neugier.

Wo Angst der treue Begleiter jeder unheilbaren Krankheit
ist, melden sich andere Gefühle mit kürzeren oder längeren
Intervallen und beeinflussen oder dominieren gar für gewisse
Zeit (von Minuten bis Monate) die Grundstimmung des Patienten. Diese Stimmungen und Gefühle sollen im Folgenden kurz
genannt werden. Der Leser kann erfahren, wonach der Arzt
schauen und/oder fragen kann.

Ansonsten ...

Verzweiflung und Depression

Beide tauchen von Zeit zu Zeit im Verlauf einer existenziellen Krankheit auf. Die Intensität und die Dauer variieren, genau wie die Auswirkungen dieser Stimmungen auf das Verhalten. *Trauer* ist das dominierende Grundgefühl. Verzweiflung und Depression werden häufig begleitet von Hoffnungslosigkeit, sodass manchmal nicht mehr klar ist, welche Stimmung primär und welche sekundär ist [vgl. Gil 2001].

Die in unserer Gesellschaft gängige Floskel, man *dürfe* „die Hoffnung nie aufgeben", hat ihren Weg in die Paradigmen vieler Menschen gefunden und wurde dort (wie so oft kritiklos) fest eingebettet. *Die* Hoffnung? Wenn damit die Hoffnung auf Heilung gemeint ist, steckt der unheilbar Kranke in einem Dilemma: Es gibt keine Hoffnung auf Heilung – und das soll er nicht wahrhaben dürfen? Das kann einen schon in Verzweiflung und Depression stürzen.

Hier hervorzuheben, dass es *keine* Gefühle gibt, für die es nicht auch *Raum* gibt, kann für den Patienten befreiend sein und den Blick dafür öffnen, dass Hoffnung viele Facetten hat (s. S. 101).

Hoffnung

Hoffnung, zum Zweiten

Realistische Hoffnung kann zu einem positiven Verlauf der Krankheit beitragen, z.B. zu einer größeren Heilungschance bei einer Chemotherapie. Bei gänzlich unrealistischen Hoffnungen dagegen kann es zu einer Situation kommen, die einer maladaptiven Verleugnung zum Verwechseln ähnelt. Über das Hoffen auf ein Wunder habe ich bereits geschrieben (s. S. 102). Die Hoffnung auf ein Wunder ist über die Begriffe „realistisch" und „unrealistisch" erhaben und hat zu ihnen keine Relation – oder doch?

Verleugnung

Nein! Nicht ich!

„Das muss eine Fehldiagnose sein!", „Nein, das bin ich nicht!" – das sind typische Reaktionen. Die Verleugnung nimmt unterschiedliche Ausmaße an und reicht von totaler Zurückweisung der Diagnose bis zur vorsichtigen verbalen Verneinung, während gleichzeitig im Inneren die heftigsten Zweifel rasen. Der psychologische Effekt besteht im momentanen Schutz gegen einen drohenden psychischen Kollaps. Sinnvoll ist die Verleugnung für eine begrenzte Zeit, problematisch wird sie, wenn in der Therapiewahl Entscheidungen getroffen werden sollen.

Zweifel

„Ob das stimmen kann? Wohl kaum, denn ..." ist mehr als ein kleiner Unterschied zur Verleugnung. Der Patient versucht schon zu verstehen, hat aber Schwierigkeiten, sein ungetrübtes Leben mit der existenziellen Botschaft in Einklang zu bringen. Beispiel: Ein Patient, der zweimal wöchentlich 800 m schwimmt, und bei dem plötzlich bei einem routinemäßigen Thoraxröntgen verdächtige „Flecken" auf der linken Lunge gefunden wurden, zweifelt an dieser Tatsache.

Kann das stimmen?

> *Wenn du klug bist, so mische eines mit dem anderen: hoffe nicht ohne Zweifel und zweifle nicht ohne Hoffnung.* *(Seneca)*

(Hyper-)Aktivität

Es gibt Patienten, die hyperaktiv werden, wenn sich die primäre Lähmung gelegt hat. Rastloses Verhalten mit unterschiedlich ausgeprägter Relation zur Krankheit bestimmt dann das Bild und kann in verschiedenen Aktivitäten seinen Ausdruck finden:
- ausgedehnte Bibliotheksstudien, Internetsurfen bis tief in die Nacht, Kontakte mit Patientenvereinigungen etc.
- Tagebuch schreiben, Änderung des Lebensstils
- Ordnung bringen in Geschäftsunterlagen, Briefmarkensammlung und (besonders) Fotos
- Pflege von sozialen Kontakten

Es ist *keine* Hyperaktivität, wenn die Dinge geordnet werden, die schon lange darauf warten: Versicherungsverhältnisse klären, das Testament schreiben – alles, was man schon jahrelang erle-

digen wollte, aber mit wachsendem schlechten Gewissen ver-
nachlässigt hat. Diese Dinge *nicht* erledigt zu haben, erzeugt
einen unmittelbaren, täglich wiederkehrenden negativen
Druck, sie jedoch erledigt zu wissen, kann sehr wohl mehr Ruhe
in den Alltag bringen.

Schuldgefühle

Zusammenhänge   Wenn etwas Unerwartetes passiert, wollen wir eine Erklärung –
das ist ganz allgemein so. Am besten ist eine naturwissenschaft-
liche, die auch von anderen verstanden und akzeptiert werden
kann – je einleuchtender, desto besser. Erst wenn wir einen
Zusammenhang zwischen *Ursache* und *Wirkung* hergestellt
haben, der sich in unser individuelles Modell einordnen lässt,
können wir das Unerwartete eingliedern und abschließen. Wird
unser Warum nicht beantwortet, dann suchen wir die Antwort
in uns selbst: In unseren Gewohnheiten, unserem Verhalten
(„Ich bekam Blasenentzündung, weil ich in der letzten Woche
barfuß im nassen Gras lief") – und falls wir die Antwort auch
dort nicht finden, gibt es immer noch die Möglichkeit, mit
einem Wort den vermeintlichen Sinn zu finden: *Strafe.* Wir sind
damit im Reiche der Fantasie, und dort findet sich immer, was
man sucht – als Schuldgefühl. Auch im 21. Jahrhundert ist der
Zusammenhang zwischen Schuld und Strafe in vielen Menschen tief verankert (s. S. 106).

Wut

Wut gehört zu den Grundgefühlen, und es ist häufiger die Regel
als die Ausnahme, dass der Patient früher oder später in eine
Phase gelangt, in der Wut zum dominierenden Gefühl wird.
Was sich in Wutsignalen äußert, muss nicht Wut sein, es kann
auch Verzweiflung und Hilflosigkeit sein. „Gemäß dem klassi-
schen Männerbild leben vor allem Männer ihre Trauer tenden-
ziell eher durch Wut aus. Die alte Lebensregel ‚Ein Indianer
kennt keinen Schmerz' wird auch heute noch vermittelt, und
viele Männer können das, was an Emotionen nach außen

drängt, eher durch Wut ablassen als durch Tränen" [Käsler-Hei-
de 1999, S.11].

Das Objekt der Wut kann jeder und jedes sein: die Krankheit, die Menschen in der Umgebung, der Arzt, der Staat, die
Generation vor oder nach der eigenen, das soziale System oder
die Angehörigen (von deren Hilfe der Kranke zunehmend
abhängig wird) – und/oder die Wut richtet sich gegen das eigene Ich. Sie kann auch diffus sein: gegen die universelle, globale
Ungerechtigkeit, die einen nun selbst trifft, während „alle anderen" verschont bleiben.

Die Adresse der Wut

Sie und ich wissen aus eigener Erfahrung, wie Wut von uns
Besitz ergreifen kann, wenn der, dem die Wut gilt, sie nicht
ernst nimmt – oder wenn wir machtlos dastehen, weil wir das
Objekt der Wut nicht erreichen.

Wut löst sich nur auf, wenn sie auf den Richtigen zielt. Wird
sie gegen den Verkehrten gerichtet, schlägt sie als schlechtes
Gewissen zurück – oder im schlimmsten Fall als Angst oder
Depression. [vgl. Kok 1998]

Erlösung

„Wenn ein Patient mit Wut reagiert, die sich nicht auflöst,
entspringt sie meist seiner Machtlosigkeit gegenüber dem
Leben, wie es nun mal ist. Solche Wut kann manchmal aufge-
löst werden, indem sie gegen Gott gerichtet wird." Diese Worte
stammen von einem Klinikpfarrer. Ein liebender Vater wird seinem unglücklichen Kind eine solche Wut – gerechtfertigt oder
auch nicht – kaum übel nehmen, sondern ihm mit weit offenen
Armen vergeben – sofern ihm etwas zu vergeben ist.

Wut gegen Gott

Befreiung

„Ich hoffe, es ist Multiple Sklerose – und ich hoffe, es ist nicht
Multiple Sklerose" stand in einem anonymen Brief einer 19-Jäh-
rigen im Internet. Wie sonderbar es bei der ersten Betrachtung
auch anmuten mag – eine gewisse Befreiung kann es sein, wenn
die Symptome und Befunde einen Namen bekommen. Vor
allem dann, wenn sie viele Untersuchungen und langwierige
diagnostische Verfahren nach sich gezogen haben. Die Unsicherheit, was sich hinter den Symptomen verbirgt, ist zu Ende,
die Diagnose ist be- und erkannt: zumindest *ein* fester Punkt, an

Wenn die eine Unsicherheit weicht …

dem sich orientiert werden kann ... wenngleich er viele neue Unsicherheiten mit sich bringt.

Freude

Freude – schöner
Götterfunken

Für die einen gehört Freude zu den Grundgefühlen – für andere zu den „gehobenen Emotionen" [Kast 2000, S. 158].

Freude ist ein Gefühl, in das Zufriedenheit, Selbstbewusstsein und Kompetenz einfließen – und doch ist sie mehr als nur die Summe dieser Gefühle. Freude zu vermitteln ist ein doppeltes Geschenk: Es bereichert den Spender wie den Empfänger und wird größer, wenn es geteilt wird.

Im Leben eines jeden Menschen gibt es Episoden, die voller Freude waren, bei dem einen mehr, bei dem anderen weniger, aber jeder hat sie schon erlebt. Wenn sich Menschen in einer Krise befinden, kann man ihnen helfen, indem man die Aufmerksamkeit auf ihre Freudenerlebnisse lenkt, z.B. indem man sie fragt, was sie mit Stolz erfüllt oder an welche Zeiten, Feste, Ereignisse oder Leistungen sie sich gerne erinnern.

Meine Antwort – was ich unterlassen sollte

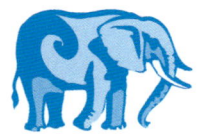

Nur, eben und ein blauer Elefant

Es ist nicht leicht, mit Angst-, Schuld- und Wutgedanken umzugehen. Wenn wir sie selbst erleben, versperren sie uns den Blick. Wenn wir sie bei anderen erkennen, beeinträchtigen sie unser Zusammensein negativ. Wir möchten sie beiseite schieben.

Nun folgt ein kleines Experiment, liebe Leser: Im nächsten Abschnitt steht eine aus acht Wörtern bestehende Instruktion. Wenn Sie sie gelesen haben, schließen Sie bitte die Augen und konzentrieren Sie sich nur darauf, das zu tun (und nur das), was in der Anweisung steht. Sie lautet:

Denken Sie jetzt nicht an einen blauen Elefanten.

Genau! Haargenau das Gleiche erlebt Ihr Patient, wenn Sie ihm den „unentbehrlichen" Ratschlag geben: „Daran sollten Sie nicht denken!" – in all seinen Varianten (und die sind zahlreich!).

Es gibt eine Möglichkeit, gute Ratschläge noch schlechter zu machen: indem man Partikel wie „nur", „bloß", „eben", „gerade mal", „einfach" etc. einbaut. Wenn man unter einer unheilbaren Krankheit leidet, gibt es sehr Weniges, was „nur", „bloß" und „einfach" ist.

Nur, eben: noch schlechter

Wenigstens das sollte einem durch den Kopf gehen, bevor man etwas „gerade mal" äußert.

Der Spieler und der Ball

Ungeachtet dessen, welche Reaktionen der Patient zeigt, und ohne Rücksicht darauf, *wie* er sie zeigt: Es ist die Ausnahme, dass er mich persönlich angreifen oder gar kränken will. Wenn der Ton aggressiv und der Unterton bitter wird, wenn beleidigende Worte fallen, die mich kränken, fühle ich mich jedoch angegriffen.

Die Versuchung in solchen Situationen ist groß, erniedrigende Kommentare von sich zu geben, Mitleid in Form von guten Ratschlägen und Vergleichen mit ähnlichen Fällen vorzugaukeln oder vorwurfsvolle Erklärungen abzugeben („Sie haben in Ihrem Leben aber auch viele Zigaretten geraucht"). Wieder geht dies zu Lasten des Patienten.

Eine professionelle Antwort ist, nicht auf die Worte, sondern die *Gefühle* zu reagieren, die sich hinter den Signalen verstecken – empathische Kommunikation. Es ist nicht immer leicht, aber (fast) immer möglich.

Beistand im weiteren Verlauf

Zur professionellen Seite des schweren Gesprächs gehört auch die Suche nach Ressourcen, die, sofern sie mobilisiert werden, dem Patienten in seiner affektiven Hilflosigkeit helfen können.

Rituale

„Bei uns pflegen wir ...", „Normalerweise ...", „Hier tun wir ..." –
es geht um Rituale.

Definition

> *Rituale sind symbolische Handlungen mit einer prin-*
> *zipiell klaren Struktur, einem definierten Ausgangs-*
> *punkt, einem (relativ) normierten Verlauf und einem*
> *vorhersehbaren Endpunkt.*

Vorhersehbarkeit

Ein vorhersehbarer Endpunkt ist die Voraussetzung für das, was
der existenziell Kranke am meisten braucht: *Stabilität*. Dass sym-
bolische Handlungen *strukturiert* sind, macht sie *wiederholbar*.

Rituale gibt es in jeder Gesellschaft und Gemeinschaft. Die
Kirche, das Parlament, der Fußballverein, Ihre und meine Familie, Sie und ich pflegen Rituale: Wir begrüßen einander, wir fei-
ern Taufe, Kommunion, Konfirmation, Hochzeit. Wir haben
Versöhnungsrituale nach einem Streit und Abschiedsrituale,
wenn wir uns trennen – die Beerdigung ist das zeitlich Letzte in
einem Leben.

Stabilisieren

Rituale stabilisieren, bauen eine Brücke zwischen Vorher
und Nachher und schaffen Ordnung ins Chaos – sofern sie
einem *vertraut* sind. Sonst wirken sie befremdlich.

Es erfordert Mut, nach ihnen zu fragen. Wenn es aber glückt
die Aufmerksamkeit des Patienten auf Rituale zu lenken, mit
denen er vertraut ist (oder vertraut war, vielleicht vor vielen,
vielen Jahren), lassen sich mitunter neue Ressourcen freisetzen.

„Gibt es Ereignisse, an die Sie sich mit besonderer Freude
erinnern? Solche, die Ihnen besonders gefielen? Solche, die
Ihnen fehlten, als Sie sie nicht mehr erlebten?" kann die Einleitung sein. Antworten wie: „Gegen Abend durch die Köge fahren
und den Duft der Felder einatmen" oder: „Der Ausflug am
Sonntagnachmittag und das Mensch-ärgere-dich-nicht-Spiel
am Abend" können schon der Anfang sein, eine Spur, auf die
der Patient gebracht wird, und die ihn dahin führen kann,
wohin er ohne Nachfrage vielleicht nicht gekommen wäre.

Ressourcen

> *Charakteristisch für eine Ressource ist, dass sie in begrenztem Maß zur Verfügung steht.*

Charakteristikum

Interne Ressourcen

> *Interne Ressourcen sind individuelle Kompetenzen, die der einzelne Mensch – in begrenztem Umfang – besitzt, die er also, wo er geht und steht, in sich trägt.*

Definition

Jeder Mensch erarbeitet sich im Laufe seines Daseins eine gewisse persönliche, auf ihn bezogene Krisenkompetenz. Kennt man diese Kompetenz (z.B. aus früheren Krisen oder aus der Beschreibung des Patienten, wie er früher Krisen durchlebt und überstanden hat), sind auch zumindest einige seiner Ressourcen bekannt. Ressourcen, die gegebenenfalls auch im aktuellen Zusammenhang gebraucht, aktiviert oder gar ausgebaut werden können. Dazu können zählen:

Krisenkompetenz

◢ Organisationstalent
◢ analytische Fähigkeiten
◢ Fähigkeit, gut zu formulieren
◢ soziale Fähigkeiten
◢ sich z.B. durch autogenes Training entspannen zu können
◢ sich durch handwerkliche Tätigkeiten ablenken zu lassen
◢ Freude haben am Lesen
◢ durch Musik abschalten können
◢ etc. . . .

Sicher, Eigenschaften und Fähigkeiten bekommen einen anderen Stellenwert als vorher. Wenn aber seine geistigen und praktischen Anlagen unter den gegebenen Umständen geweckt werden, hat man dem Patienten geholfen und etwas für sein Selbstwertgefühl getan; für dieses essenzielle Gefühl, das wächst, sobald eine schwere Hürde genommen ist. Den Patienten *selbst* die praktischen Dinge tun zu lassen, zu denen er in der Lage ist (z.B. den Termin auf der onkologischen Abteilung zu ändern), ist eine größere Hilfe als die Vorzimmersekretärin einzuspannen.

Fausts „Was du ererbt von deinen Vätern hast, erwirb es um es zu besitzen" gilt auch, wo es um interne Ressourcen geht. Die

Heredität und Einsatz

Anlagen mögen einem in die Wiege gelegt sein, in überwiegendem Maße sind es jedoch *erworbene Kompetenzen* – sie kommen nicht aus dem Nichts. Talente und Erfahrungen spielen eine Rolle, aber in der Regel ist persönlicher Einsatz notwendig, um sich die Routine in der Handhabung zu erwerben, die eine Voraussetzung dafür ist, dass eine Eigenschaft zur Ressource wird.

Autogenes Training

Das Ziel von Entspannungsübungen (z.B. autogenem Training) ist es, sowohl Körper als auch Seele in Ruhe zu bringen. Sofern sie nicht beherrscht, müssen sie erlernt werden, was ausnahmslos möglich ist. Einige können sowohl im Liegen als auch im Sitzen ausgeführt werden, sie sind universell einsetzbar, und zwar jederzeit und ohne fremde Hilfe. Sie können viel bewirken.

Visualisierung

Visualisierung genießt seit einigen Jahren den Ruf einer allgemeinen Eigenschaft, die sich durch Training zu einer Ressource ausbauen lässt und auch in emotional chaotischen Situationen anwendbar ist. Das Training erfolgt in einer gezielten Sensibilisierung der verschiedenen Wahrnehmungskanäle – visuelle, auditive, kinästhetische, olfaktorische und gustatorische. Die drei Letztgenannten sind bei vielen Menschen unterentwickelt, können aber durch das Erinnerungsvermögen über optische und/oder akustische Reize angesprochen werden. Werden Verbindungen zwischen den verschiedenen Kanälen hergestellt, kann eine multiple Sinneswahrnehmung erreicht werden. Je mehr Kanäle gleichzeitig im Einsatz sind, desto mehr wird die Imagination mit Leben und Emotionen erfüllt und desto mehr nähert man sich seinen Gefühlen. In den virtuellen „Visualisierungsräumen" können (wie in einer elektronischen Kalkulationstabelle) verschiedene Szenarien geschaffen werden. Wie in einem Spreadsheet die mathematischen Konsequenzen der verschiedenen Szenarien betrachtet werden können, wird im Visualisierungsraum versucht, dem Szenarium eine emotionale Dimension zu geben. Sich emotional in eine Welt hineinzuversetzen heißt, *eine Linie* – so subjektiv diese auch sein mag –, einen roten Faden hineinzubringen [Kast 2000, S. 154].

Externe Ressourcen

Definition

> *Externe Ressourcen sind Kompetenzen, die sich (wiede-*
> *rum in begrenztem Maß) bei Menschen im Umfeld des*
> *Patienten finden, und die diesem zur Verfügung gestellt*
> *werden können.*

Umfeld versteht sich in diesem Zusammenhang sowohl geografisch als auch gesellschaftlich im weitesten Sinne:

◢ Es kann sich um Menschen im nahen persönlichen Netzwerk handeln: Familie, Nachbarn, Freunde (manchmal alte, auch neue), die ihre Verbundenheit dadurch zeigen, dass sie da sind, wenn sie gebraucht werden.

◢ Es kann sich um Menschen handeln, die auf anderen Kontinenten leben und dem Patienten durch Briefe, E-Mails, Telefongespräche o.Ä. zeigen, dass sie an ihn denken und er ihnen etwas bedeutet.

◢ Es kann sich um soziale Strukturen in der räumlich nahen Umgebung handeln: um Dorf-, Straßen- oder Hausgemeinschaften.

◢ Es kann sich um öffentlich geschaffene Strukturen wie soziomedico-professionelle Netzwerke (Krankenschwestern, Sozialhelfer, Pastoren, Psychologen) handeln, die sowohl konkrete physische als auch spirituelle Hilfe anbieten.

... und unsere eigenen Ressourcen
Tüchtiger Arzt oder guter Arzt?

So vor diese Wahl gestellt, wählt die Mehrzahl vermutlich den Tüchtigen. Wenn wir tüchtig sind, sind wir professionell! Und der Unterschied?

Der *tüchtige* Arzt verhält sich in Wort und Tat konform zur offiziellen, naturwissenschaftlichen Lehre; die Kollegen nicken anerkennend: „Gut gemacht, vortrefflich erledigt!"

Der *gute* Arzt synchronisiert sein Verhalten mit seiner eigenen Auffassung, womit er dem *Patienten* am meisten *hilft* – auch wenn es quer zur offiziellen, naturwissenschaftlichen Lehre steht. Für ihn ist ein – begründeter – dankbarer Blick des Patien-

Oder? Oder und?

ten wichtiger als das Schulterklopfen der Kollegen. Begründet – weil es ihn etwas kostete, nicht nur tüchtig zu sein – sondern gut.

Dabei ist es bei weitem nicht immer leicht, tüchtig zu sein. Einige Beispiele dazu:

◢ Erich Schröder leidet zum dritten Mal innerhalb von vier Monaten unter Symptomen einer Harnwegsinfektion. Weiterführende Untersuchungen müssten gemacht werden, aber die Versuchung ist groß, Standardantibiotika zu verschreiben, denn Herr Schröder drängt und das Wartezimmer ist voller Patienten ...

◢ Friedrich Schulze, der kontinuierlich seine Benzodiazepindosis massiv überschreitet, fordert wiederholt ein neues Rezept, obwohl ausgemacht war, dass die letzte Dosierung eingehalten werden sollte ... Steht zum x-ten Mal eine dieser endlosen Diskussionen bevor?

◢ Erika Schneider ist nach allen Regeln der Kunst innerhalb und außerhalb der Praxis untersucht worden, zum Teil mehrmals, trotzdem verlangt sie erneut einen Einweisungsschein in ein weiteres diagnostisches Zentrum ...

In all diesen Fällen kostet es weniger Zeit und macht viel weniger Mühe (zumindest in dem Moment), den Wünschen des Patienten nachzugeben, als zu begründen, warum man sie *nicht* erfüllen will.

Wahre Professionalität

Dennoch, es lohnt sich, professionell zu arbeiten – wenn unter Professionalität die Fähigkeit verstanden wird, *fachliches Wissen* mit *mitmenschlicher Fürsorge* zu verbinden. Nicht *nur*, weil es auf lange Sicht dem Wohl des Patienten dient, sondern *auch*, weil es die eigene Person erfüllter und zufriedener macht: Man hat das Richtige getan!

... und anderes, das zählt

Wo wir mit Menschen zu tun haben, die sich in terminalen Stadien unheilbarer Krankheiten befinden, sind doppelt blinde Abhandlungen, Multizenter-Studien und statistische Berechnungen nicht das Wesentlichste. Es gelten andere Werte: Vertrauen, jemand, an den man sich anlehnen kann, Linderung der körperlichen und seelischen Schmerzen sind nur einige. Es gibt weitere, die keinen Namen tragen und dennoch gelten.

Entfernungen

Professionalität und Empathie sollten sich nicht gegenseitig aus-
schließen, und nichtsdestotrotz können sie es tun. Wenn wir in
unserem Verhalten und unserer Kommunikation professionell
auftreten, vergrößern wir die Dimension des asymmetrischen
Gesprächs, die Entfernung zwischen uns und dem Patienten.

**Entfernung zu,
Entfernung von …**

◢ Wenn ich professionell bin, bewahre ich den Überblick. Ich
   treffe meine Entscheidungen bewusst auf der Grundlage von
   logischen, reproduzierbaren Daten. Nichts ist der Intuition
   oder gar den Gefühlen überlassen, alles ist unter Kontrolle.
◢ Wenn ich empathisch bin, versuche ich nicht nur *wie* der
   Patient zu denken, sondern auch *mit* ihm zu denken. Dabei
   sind es *nicht* Übersicht, Logik und reproduzierbare Fakten,
   die oben anstehen! Da belegen Emotionen, Emotionen und
   Emotionen die drei Podestplätze.

Zwei Entfernungen sind in diesem Zusammenhang relevant:

◢ Entfernung Experte – Laie
◢ Entfernung unheilbar krank – gesund

Beide Abstände variieren, nicht nur in Abhängigkeit von den
Patienten (Laientum ist quantitativ unterschiedlich), sondern
auch von Tag zu Tag, denn Stimmungen schwanken. Gerade an
Tagen, an denen ich mich nicht gut fühle und erschöpft bin, ist
meine fachliche Kompetenz auch angeschlagen, und gerade da
wird der Abstand zum Patienten kleiner. Kurz gesagt: Wenn wir
uns selbst nicht wohl fühlen, stehen wir dem Patienten näher.
Dass Ohnmacht Gemeinschaft schmiedet, ist eine Erfahrung,
die so mancher schon gemacht hat.

**… und ihre
Variationen**

Glauben Sie an Gott?

> *Glaube und Zweifel gehören zusammen.*
> *Angst und Hoffnung auch.*

*Vietnam, Herbst 1973, als ich als Arzt fürs Internationale Rote Kreuz
arbeitete. Wir, mein Fahrer und ich, waren auf dem Rückweg von
einem Flüchtlingslager bei Chau Doc, an der kambodschanischen
Grenze nach Saigon. Der Fahrer hatte das Radio auf einen amerikanischen Sender eingestellt.*

Das Musikprogramm wurde von einer Reportage unterbrochen: Zwei GI's waren aus einem Schützenloch befreit worden und wurden nun interviewt. Drei Tage und Nächte hatten sie unter permanentem Beschuss des Vietcongs im Erdloch gehockt.

Was mir von diesem Interview geblieben ist, ist der arrogante Tonfall des Interviewers. Überheblich – und witzig wollte er wohl auch sein, als der eine GI ihm auf die Frage: „What do soldiers do, when they are sitting in a foxhole for tree days?" antwortete: „They pray." Sehr schnell, zu schnell und zu überheblich dann: „And what do atheists do?" „In foxholes you don't have any atheists!"

Die Gretchenfrage

„Mein Liebchen, wer darf sagen:
Ich glaub an Gott?
Magst Priester oder Weise fragen,
Und ihre Antwort scheint nur Spott
Über den Frager zu sein."
[Johann Wolfgang von Goethe: Faust I, Vs. 3428–3429]

The European Values System Study Group hat im Rahmen ihrer Untersuchungen den Fokus auf Elemente gerichtet, die ansonsten in einem eher säkularisierten Westeuropa über Jahrzehnte hinweg ein wenig beachtetes Dasein führten: Grundlagen, die sich nicht messen, wiegen, sehen, hören oder berühren lassen. Dazu gehören, unter vielen, vielen anderen: der Glaube an Gut und Böse, an Himmel und Hölle, an Teufel und Gott und an ein Leben nach dem Tod.

Für die Mehrzahl der Europäer spielt Religiosität eine Rolle in ihrem Leben. Gerade wenn Menschen in Not und einsam sind, machen sie sich religiöse Gedanken. Es ist keine vertane Zeit, einen Patienten danach zu fragen.

Die Gretchenfrage, anders gestellt Das Formulieren der Frage ist nicht leicht. „Glauben Sie an Gott?" ist sehr persönlich – und für manchen wohl eine Frage, die nur schwer mit einem klaren Ja oder Nein beantwortet werden kann (siehe Faust). Auch hier gilt, dass der Fragende sich mit seiner Frage nicht unwohl fühlen sollte. „Falten Sie abends Ihre Hände?" hat für manchen Fragenden wie auch Gefragten einen ganz anderen Klang.

In der Publikation „Seelische Fürsorge für sterbende Patienten" des dänischen Ethischen Rates schreibt eine Krankenschwester: „Wenn wir uns wundern oder an etwas zweifeln, sollten wir uns getrauen, das Wundern mithilfe von Fragen an den Patienten zu richten. Auch mit Fragen über geistige und existenzielle Dinge; etwas, was wir vor Jahren Übergriff nannten. Lieber eine Frage zu viel stellen als eine zu wenig, liebevoll neugierig sein und daran denken, dass das schwere Gespräch sehr schlicht sein kann, auch wenn es nicht leicht ist!" [Wengel 2002, S. 17]

Und was ist, wenn der Patient zu erkennen gibt, dass er sich über das Jenseits dieser Welt Gedanken macht – und man selbst solchen Gedanken fremd gegenübersteht? So fremd, dass Worte die Glaubwürdigkeit kosten würden? Niemand ist über seine Kraft und sein Vermögen hinaus verpflichtet, habe ich andernorts geschrieben, dazu stehe ich auch hier. Gut ist es, wenn man die Möglichkeit hat, zumindest den Kontakt zu jemandem herzustellen, der mit dem Patienten über das Jenseits reden – und schweigen – kann.

Versöhnung

Das Wichtigste ist, dem Patienten zur Versöhnung zu helfen, die jenseits dessen liegt, was wir Mediziner wissen und verstehen. Zur Versöhnung mit der eigenen Wut, der eigenen Einsamkeit, den eigenen Fragen, der eigenen Krankheit – vielleicht sogar zu einer Versöhnung mit dem eigenen Tod.

Zusammenfassung

Die *Botschaft* ist es, die das schwere Gespräch schwer macht: nicht nur krank, sondern unheilbar krank. Ungeachtet dessen, wie gut wir uns qualifizieren im Einfühlen, Zuhören, im Stützen und Hiersein: Die Botschaft ist schwer – und schwer wird auch das Gespräch immer sein. Immer.

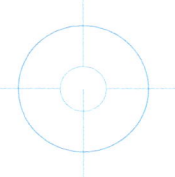

Mit ehrlicher Fürsorge kann *etwas* erreicht werden. Zur Fürsorge gehört die Vorbereitung von und die Auseinandersetzung mit der Diagnose, der Prognose, den therapeutischen Möglichkeiten und dazugehörigen Nebenwirkungen. Sich *eigenen Gefühlen* zu stellen, gehört ebenso dazu.

Wenn die Formulierung „Bedingungen des Patienten" keine Floskel sein soll, dann ist es stets der im Mittelpunkt stehende Patient, der bestimmt, *worüber* geredet wird, wie *profund* informiert wird und *wer* an dem Gespräch teilnimmt.

Im Gespräch sind *Fragen* enorm wichtig, mithilfe derer sich langsam vorgetastet werden kann. Gemeint sind nicht nur Fragen zur Krankheit, sondern auch solche, die zu (anderen) fassbaren und nicht fassbaren Bereichen des Lebens sowie allen Facetten und Dimensionen der Seele gehören.

Gefühle, besonders Angst, fordern viel Raum im Dasein des unheilbar Kranken. Wenn wir helfen wollen, gibt es keinen anderen Weg, als sie ernst zu nehmen, ihnen zuzuhören und ihnen Raum zu geben – allen.

Den Patienten praktisch und auf der Suche nach (verborgenen oder unbekannten) Ressourcen zu unterstützen gehört ebenso zu unserer Hilfe wie ihn emotional von Anfang bis Ende zu begleiten.

Das Wichtigste aber ist und bleibt: da sein, zugegen sein, hier sein mit ehrlichem *empathischem Engagement*.

Epilog

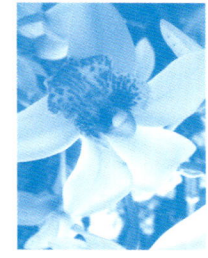

„Und vor allem habe ich in jungen Jahren erlebt, wie meine eigene Mutter ihrer Mutter die schwere Botschaft vermittelte; ich habe erlebt, wie friedlich, ernst, ehrlich – wie gut die schwere Wahrheit vermittelt werden kann", schrieb ich in der Einleitung. Dieser Nachmittag steht auch heute noch in Stille und Glanz in meiner Erinnerung:

Ich war 18 Jahre alt und in einem Dorf am Rande der Marsch, nahe der deutsch-dänischen Grenze, bei meiner Mutter und ihren Eltern aufgewachsen. Meine Großmutter war zu diesem Zeitpunkt 85 Jahre alt. Ihr ganzes Leben war sie ein Mensch mit großer Ausstrahlung gewesen – eine Ausstrahlung, die im Laufe der Jahre nicht abgenommen hatte, im Gegenteil. Wenn ich ihr Wesen in drei Worten beschreiben sollte, wären es: Verständnis, Nächstenliebe und Humor.

Im Oktober wurde Großmutter müde, fühlte sich krank, bekam Gelbsucht. Ihr Arzt besuchte sie einige Male, und Mitte November bestätigte er, was meine Mutter als Krankenschwester schon seit Wochen vermutete: Lebermetastasen waren die Ursache der Gelbsucht. Wie im Buch erwähnt, war es zu der Zeit nicht üblich, den Patienten mit der Diagnose zu konfrontieren – eingeweiht wurden nur die Angehörigen. So war es auch bei Großmutter.

Eine Woche später ging die Gelbsucht zurück, Großmutter fühlte sich besser und war weniger müde. Da sie in der Mitte ihres Lebens des Öfteren wegen Gallensteinen ikterisch gewesen war, nahm sie ihre Lage nicht allzu ernst und fing an, von „wenn ich wieder gesund bin" zu reden – was sie, so wussten meine Mutter, mein Großvater und ich, nie wieder sein würde.

Schwere, bedrückende Wochen folgten. Unter demselben Dach zu wohnen und einander gegenüber nicht ehrlich zu sein, und das in einer Zeit, in der der Tod Tag für Tag näher rückt, ist unheimlich schwer. Und nicht nur das. Etwas anderes, Dunkles, Trübes und Bedrückendes ist ständiger Begleiter. Unruhe, Rastlosigkeit und ein Auf-der-Hut-sein mischt sich in die Gespräche – und in das Schweigen. Man redet nicht über das, was die Sinne bewegt; die gesprochenen Worte sagen das eine – das darauf folgende Schweigen sagt etwas ganz anderes.

Mutter entschloss sich, „es" zu tun. Und sie setzte selbst den Entschluss in die Tat um. Die Art, wie sie dies tat, hat mich damals tief beeindruckt und tut es heute noch. Diese Art war mitbestimmend, meine Einstellung und mein Engagement für dieses Thema zu sensibilisieren und zu formen:

Unsere ökonomischen Verhältnisse waren bescheiden. Wir haben nie Not gelitten, aber sparen mussten wir schon, damit das Geld zum täglichen Leben reichte. Blumen wuchsen im Garten und konnten dort gepflückt werden – sie waren nicht etwas, für das wir Geld ausgaben.

Ihr ganzes Leben lang liebte meine Großmutter Blumen, und vor Jahren hatte sie bei einer Freundin eine Orchidee gesehen. Unglaublich schön hatte sie sie gefunden, so schön, dass sie noch Jahre danach davon sprach, wie zart die Farben waren, wie fließend und doch klar die Übergänge zwischen den Farben, wie prächtig die Blüte, wie herrlich die Orchidee an sich. Selbst hatte sie nie eine besessen.

Ende November bestellte meine Mutter eine Orchidee im Blumenladen in Tondern; zu jener Zeit gab es in einer dänischen Provinzstadt kein Blumengeschäft, das Orchideen anbot, sie konnten nur bestellt werden.

Die Orchidee kam Anfang Dezember. Mutter arrangierte sie liebevoll in einer Vase, nahm die Vase mit der Orchidee, setzte sich damit am späten Nachmittag zu meiner Großmutter und erklärte ihr, es sei ihr Weihnachtsgeschenk: „Ich gebe sie dir jetzt, Oma, denn ich weiß nicht, ob du dich zu Weihnachten noch darüber freuen kannst."

Großmutter verstand und sagte: „Danke, mein Deern, danke, dass du es mir sagst." Sie dankte für die Orchidee – und für die ehrliche Botschaft –, die Frieden brachte.

Es folgten Wochen, in denen wir offen und ehrlich miteinander redeten: über das Leben, über den Tod – und über das Leben nach dem Tod. Großmutter war ein tief gläubiger

Mensch, nicht nur in Worten bei festlichen Gelegenheiten. Sie war ein Mensch, dessen Denken und Verhalten von christlicher Nächstenliebe geprägt war. In meiner Erinnerung stehen ihre letzten Wochen für eine Zeit, in der sie uns tröstete, wenn wir traurig waren, in der sie unseren Blick nach oben richtete und uns Mut machte, in der sie nicht die nahe Trennung, sondern das Wiedersehen im Jenseits zum Thema machte. Eine Zeit, in der wir miteinander reden konnten, ohne Kräfte zum Filtern der Worte zu verschwenden. Eine Zeit, in der wir auch miteinander schweigen konnten.

Am Tag vor Heiligabend fiel Großmutter ins Koma, aus dem sie nicht mehr erwachte. Sie starb am zweiten Weihnachtstag.

Auf dem kleinen Nachttisch stand die Vase mit ihrer Orchidee.

Literatur

Buchpublikationen

Beer U (1985) Lebensdummheiten. Aus Fehlern lernen. Goldmann, München

Bibliographisches Institut Brockhaus (2005) Der Brockhaus in Text und Bild (Download). Brockhaus

Boserup H (1993) Én konflikt, to vindere (Ein Konflikt, zwei Gewinner). Dansk Forligsnævn, København

Bucka-Lassen, E (2002) Den svære samtale (Das schwere Gespräch). Bul-Ware, Højer

Bucka-Lassen, E (2001) Botschaften und Signale. Bul-Ware, Højer

Buckman R, Kason Y (1992) How to break bad news. John Hopkins University Press, Baltimore

Covey S (1990) The 7 Habits of Highly Effective People. Fireside, Simon & Schuster, New York

Cullberg J (1981) Krise og udvikling (Krise und Entwicklung). Hans Reitzel, København

De Bono E (1985) The Mechanism of Mind. Pelican Books, Harmondsworth

De Bono E (1981) Atlas of Management Thinking. Temple Smith, London

Det Etiske Råd (2002) Åndelig omsorg for døende (Seelische Fürsorge für Sterbende). København

Det Etiske Råd (2001) Årsberetning (Jahresbericht). København

Elsass P (1993) Sundhedspsykologi (Gesundheitspsychologie). Gyldendal, København

Falck B (2001) At være – der hvor du er (Sein – da wo du bist). Nyt Nordisk Forlag Arnold Busck, København

Faller H (1998) Krankheitsverarbeitung bei Krebskranken. Verlag für angewandte Psychologie, Göttingen

Fensterheim H, Baer J (1977) Sag nicht Ja, wenn Du Nein sagen willst. Goldmann, München

Goleman D (1997) Emotional Intelligence. Bantam Books, New York

Gordon T (1981) Forældreuddannelse (Parent Effectiveness Training). A&K-Borgen, København

Gottschlich M (1998) Sprachloses Leid. Springer, Wien

Hambly K, Muir AJ (1997) Stress Management in Primary Care. Butterworth-Heinemann, Oxford

Harris TA (1981) Jeg er o.k, du er o.k (I'm o.k. – You're o.k.). Gyldendals Pædagogiske Bibliotek. København

Hart L (1993) The Winning Family. Celestrial Arts, Berkeley

Hopson B, Scally M (1994) Transitions: Positive Change in Your Life & Work. Pfeiffer & Company, San Diego

Hopson B, Scally M (1993) Assertiveness: A Positive Process. Pfeiffer & Company, San Diego

James M, Jongeward D (1981) Født vinder (Born to Win). Borgen, København

Kast V (2000) Lebenskrisen werden Lebenschancen. Herder, Freiburg im Breisgau

Kübler-Ross E (1982) Was können wir noch tun? Kreuz, Stuttgart

Käsler-Heide HM (1999) Diagnose: Tod und Sterben. Springer, Berlin, Heidelberg

Lay R (1998) Weisheit für Unweise. Econ, Düsseldorf

Leer-Salvesen P (2004) Tilgivelse (Vergebung). Hans Reitzel, København

Lindemann H (1986) Autogenes Training, Überleben im Stress. ex libris, Zürich

Luft J (1969) Of Human Interaction. National Press Book, Paolo Alto

Lund AB (1994) Sundhedsvæsnet i det 21. Århundrede (Das Gesundheitswesen im 21. Jahrhundert). Komiteen for sundhedsoplysning, København

Mabeck CE (2000) Samtalen med patienten (Das Gespräch mit dem Patienten). Lægeforeningens forlag, København

Markus M, Dreesen-Sandmann P (1996) Krebs – die Schlüsselrolle der Seele. Ehrenwirth, München

Morris D et al. (1981) Gestures. Triad/Granada, London

Morris D (1977) Menneskers adfærd (Verhalten der Menschen). Gyldendals Bogklub, København

Narr (Begr.) (2005), Ärztliches Berufsrecht. Ausbildung – Weiterbildung – Berufsausübung. Fortgeführt von Hess R, Nösser G, Schirmer H-D, 17. EL. Deutscher Ärzte-Verlag, Köln

Parkinson CN (1979) The Law or Still in Pursuit. John Murray, London

Patenaude JN (1998) Too Tired to Keep Running, Too Scared to Stop. Element Books, Boston

Paula M (Hrsg.)(1992) Sage, was Du meinst! mvg, Frankfurt/M

Popp G (1984) Die Macht der kleinen Schritte. Quell, Stuttgart

Remschmidt H (2004) Praxis der Psychotherapie. Deutscher Ärzte-Verlag, Köln

Schwarz D (1993) Gefühle erkennen und positiv beeinflussen. mvg, Landsberg

Thompson C, Lyons L (1993) „Yes, But …" HarperCollin, New York

Thun F Schulz v. (1981) Miteinander reden: Störungen und Klärungen. Rowohlt, Hamburg

Zeitschriften

Beckmann HB, Frankel RM, The Effect of Physician Behavior on the Collection of Data. Ann Intern Med (1984), 101, 662–696

Beisecker AE, Beisecker TD, Patient Information – Seeking Behaviors when Communicating with Doctors. Medical Care (1990), 28 (1), 19–27

Bensing J, Doctor-Patient communication and the Quality of Care. Soc Sci Med (1991), 32 (11), 1301–1310

Benson J, Britten N, Respecting the autonomy of cancer patients when talking with their families: qualitative analysis of semistrucured interviews with patients. BMJ (1996), 313, 729–731

Blech J, Giftkur ohne Nutzen. Der Spiegel, 41, 10.4.2004

Buckman R (Ed.), Talking to patients about cancer. BMJ (1996), 313, 699–700

Dias L et al., Breaking Bad News: A Patient's Perspektive. The Oncologist (2003), 8 (10), 587–596

Dickson D et al., Health professionals' perception of breaking bad news. Int J Health Care Qual Assur Inc Leadersh Health Serv (2002), 15, 6–7 (324–36)

Ende J, Kazis L, Moskowitz MA, Preferences for Autonomy when Patients are Physicians. J Gen Intern Med (1990), 11, 5, 6, 506–509

Fallowfield L, Giving sad and bad news. Lancet (1993), 341 (2), 476–478

Garg A, Buckman R, Kason Y, Teaching medical students how to break bad news. Canadian Med Association J (1997), 156 (8), 1159–1164

Gil S, Gilbar O, Hopelessness Among Cancer Patients. J of Psychosocial Oncol (2001), 19 (1), 21–33

Girgis A, Sanson-Fisher RW, Breaking bad news: consensus guidelines for medical practitioners. J Clin Oncol (1995), 13 (9), 2449–2456

Grolle J, Hotline zum Himmel. Der Spiegel (2003), 4 (Spezial), 42–46

Hall JA, Roter DL, Katz NR, Meta-Analysis of Correlates of Provider Behavior in Medical Encounters. Med Care (1988), 26, 657–675

Hall JA, Roter DL, Rand CS, Communication of Affect Between Patient and Physician. J of Health and Social Behavior (1981), 22, 18–30

Hansen NAL, Skal vi have en ligeværdig dialog mellem læge og patient – eller er lægen Gud? (dt. Sollen wir einen gleichwertigen Dialog zwischen Arzt und Patient haben – oder ist der Arzt Gott?) Ugeskrift for Læger (2002), 164, 27

Hartling O, Når lægekunsten er sværest (dt. Wenn die ärztliche Kunst am schwersten ist). Information, 2.9.1998

Hooper EM et al., Patient Characteristics That Influence Physician Behavior. Med Care (1982), 20 (6), 630–637

Jensen I, Den barske besked (dt. Der harte Bescheid). Sclerosen, 5, 2002

Jerlang C, Man gjorde en patient fortræd (dt. Man tat einem Patienten weh). Sclerosen, 5, 2002

Johann G, Die Entschlüsselung des Gehirns. Der Spiegel (2003), 4 (Spezial), 42–46

Jurkovich GJ et al., Giving bad news: the family perspective. Trauma (2000), 48 (5), 865–873

Kaplan S, Greenfield S, Ware J, Assessing the Effects of Physician-Patient Interactions and the Outcomes of Chronic Disease. Med Care (1989), 27 (3), 110–127

Kaplowitz SA, Campo S, Chiu W, Tat Cancer Patients' Desires for Communication of Prognosis Information. Health Communication (2002), 14 (2), 221–241

Kemp P, Et tabu blev brudt (dt. Ein Tabu wurde gebrochen). Information, 8, 1998

Kemp P, Arrogancen, der dræber (dt. Die Arroganz, die tötet). Politiken, 14.6.1997

Kim MK, Alvi A, Breaking the Bad News of Cancer: The Patients Perspective. Laryngoscope (1999), 109, 1064–1067

Kok P, Om at skælde Gud ud (dt. Gott ausschimpfen). Information, 9.9.1998

Lalouschek J, Kommunikative Qualität trotz „Korsett". Wirtschaftsmagazin für den Kinderarzt, 2, 2004

Leitartikel, Diagnose uden omsvøb (dt. Diagnose ohne Umschweife). Berlingske Tidende, 13.5.2002

Leitartikel, Patienter bliver syge efter rå lægesamtale (dt. Patienten werden nach einem groben Ärztegespräch krank). Berlingske Tidende, 13.5.2002

Mack JW, Grier HE, The Day One Talk. J Clin Oncol (2004), 22 (2), 563–566

Meredith C et al., Information needs of cancer patients in west Scotland: cross sectional survey of patients' views. BMJ (1996), 313, 724–726

Northhouse P, Northouse LLO, Comunication and cancer: issues confronting patients, health professionals and family members. J Psychosocial Oncol (1987), 5, 17–45

Nuber U, Die Sieben Sünden des Gedächtnisses. Pychologie Heute (2004), 10, 24

Ptacek JT, Ptacek J, Patients' Perceptions of Receiving Bad News About Cancer. J Clin Oncol (2001), 19 (21), 4160–4164

Redaktionelt: Apropos Den nye patient. Information, 9.9.1998

Roter DL, Hall JA, Aoki Y, Physician Gender Effects in Medical Communication. A Meta-analytic Review (29 publications 1967 to 2001). JAMA (2002), 288 (6)

Safran DG et al., Switching doctors: Predictors of voluntary disenrollment from a primay physician's practice. J of Family Practice (2001), 50 (2), 130–136

Schofield PE et al., Psychological responses of patients receiving a diagnosis of cancer. Annals of Oncol (2003), 14 (1), 48–56

Squier RW, A Model of Empathic Understanding and Adherence to Treatment Regimens in Practitioner Patient Relations. Soc Sci Med (1990), 30 (3), 325–399

Stone MJ, Goals of care at the end of life. BUMC Proceedings (2001), 14, 34–137

Stottland E (1969) Exploratory Investigations of Empathy. In: Berkowitz L (Hrsg.), Advances in Experimental Social Psychology (1969), 4

Vandedieft GK, Undersøgelse og diagnosen ms (debat, sclerose). Netdoktor, 30.5.2002

Vandedieft GK, Breaking Bad News. American Family Physician (2001), 12, 1975–1978

Vandedieft GK, Supportive Communication. U.S. Pharmacist (2000), 1,04375

Internet

URL 1: mehrabian communication research. http://www.businessballs.com/mehrabiancommunications.htm (07.03.05)

URL 2: AMA, Code of Medica Ethics of the American Medical Association (1847). http://www.ama-assn.org/ama/pub/category/1930.html (12.03.05)

URL 3: J. R., Min historie om at få diagnosen. http://www.sclero-seforeningen.dk/Livet%20med%20Sclerose/Livet%20med%20MS/L%C3%A6serbreve%20og%20Vores%20liv%20og%20historier/Historier/Anonym%20beretn,-d-,.aspx] (03.03.05)

URL 4: Greenberg N, ART and the Neuroethology of Belief: Truth in the Brain. http://notes.utk.edu/bio/greenberg.nsf/0/c6b46a8f72185ab485256ee10066573c?OpenDocument (24.01.05)

URL 5: Ekman P, Handbook of Cognition and Emotion. John Wiley & Sons, Ltd. (1999). www.paulekman.com/pdfs/basic_emotions.pdf (06.01.05)

URL 6: Calder A, Fear and Loathing in the Human Brain, Internet-Artikel. http://www.open2.net/humanmind/article_faces.htm (07.03.05)

Blakeslee TR, Grossarth-Maticek R, Feelings of Pleasure & Wellbeing as predictors of Healt Status 21 Yerars Later. http:/www.attitudefactor.com/PWItecharticle.htm (21.01.05)

Geisler LS, Das Arzt-Patient-Gespräch als Instrument der Qualitätssicherung. http://www.linus-geisler.de/vortraege/0406arzt-patient-gespraech_qualitaetssicherung.html (12.03.05)

Lalouschek J, Frage-Antwort-Sequenzen im ärztlichen Gespräch. Angewandte Diskursforschung. http://www.verlag-gespraechsforschung.de/diskursforschung/1-155-173.pdf (13.03.05)

Wengel M, Åndelig omsorg for døende (dt. Geistige Fürsorge für Sterbende) http://etisk.inforce.dk/graphics/03_udgivelser/publikationer/doendes_vilkar/AANDELIG/index.htm (07.03.05)

Edlef Bucka-Lassen

hat als Autor mehrere Bücher über Kommunikation, Image und Organisation veröffentlicht. Er ist Däne und hat sich als Facharzt für Allgemeinmedizin niedergelassen.

Vor allem während seiner Studienzeit bereiste er auf ausgedehnten Touren und eigenen Routen weite Teile des Mittleren und Fernen Ostens.

Als Arzt war Edlef Bucka-Lassen während des Krieges für das Rote Kreuz in Süd-Vietnam tätig. Später arbeitete er in Bangladesh und in der kenianischen Halbwüste.

Wieder zurück in Dänemark arbeitete er etliche Jahre als Besatzungsmitglied auf Einsätzen der SAR Hubschrauber der dänischen Luftwaffe und als Schiffsarzt auf den Inspektionsschiffen der dänischen Marine im Nordatlantik.

Seit Jahrzehnten schon beschäftigt er sich bevorzugt mit Themen, die in einem besonderen Zusammenhang mit Psychologie stehen. Im Vordergrund stehen dabei stets praktische Aspekte des täglichen Lebens und der täglichen Kommunikation. So ist ihm ein wichtiges Anliegen, ein größeres Bewußtsein für eben oft unbewußte oder unbemerkte Einflüsse auf Kommunikation und Verhalten im täglichen Miteinander zu schaffen. Er ermuntert seine Leser und Hörer leidenschaftlich dazu, Lust und Mut dafür zu entdecken, mit diesen Einflüssen bewußt umzugehen.

Zu folgenden Themenbereichen hält E. Bucka-Lassen Referate und Seminare:

Kommunikation:
- Schwere Gespräche zu Hause und im Betrieb
- Das schwere Gespräch (für Ärzte und andere Therapeuten)
- Botschaften und Signale: Verstanden Werden und Verstehen

Management und Öffentlichkeit:
- Image und Erwartungsmanagement
- Vom sinnvollen und wirtschaftlichen Umgang mit Zeit
- Umgang mit Stress – und wie man ihn sich nutzbar machen kann

So können Sie ihn kennen lernen und zu Themen- oder Termin-absprachen Kontakt mit ihm aufnehmen:

- ◢ Telefon: +45 7478 2860
- ◢ Internet: www.bucka.dk
- ◢ Email: bul@bucka.dk
- ◢ Postalisch: Sønderbygade 5, Hjerpsted; DK-6280 Højer, Dänemark
- ◢ Referenten-Agentur: Ramsauer & Guillot, Hauptstrasse 38, D-86925 Fuchstal,
  Fon +49 (0)8243 / 960 981, Fax +49 (0)8243 / 960 988

Referenzen werden auf Anfrage gern genannt. Der Autor freut sich auf Ihre Kontaktaufnahme.

Auch *Ihr* Kommentar zu diesem Buch und seinem Inhalt wird gern entgegengenommen.

Sachverzeichnis